ADAM S. FALKENSTEINER

Alcohol

Adicto o no adicto,
esa es la cuestión

AF208666

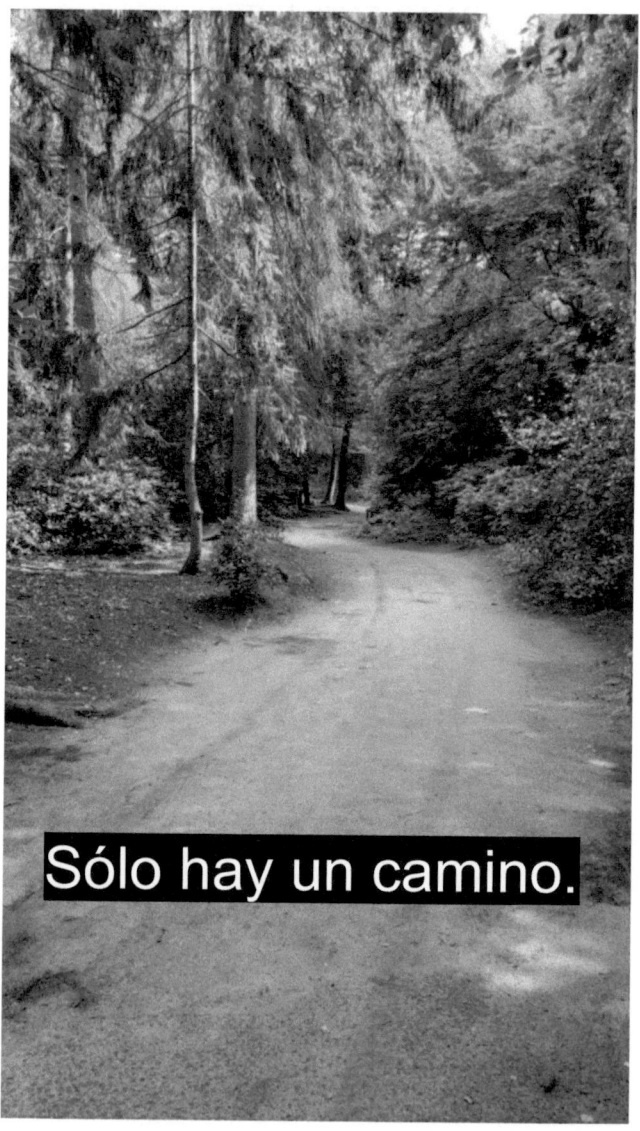

Sólo hay un camino.

Alcohol

Adicto o no adicto,
esa es la cuestión

Si al final del libro dices con plena convicción:

"¿Alcohol? No soy estúpido".

Entonces volverás a tener el control de tu vida y mi trabajo
habrá terminado.

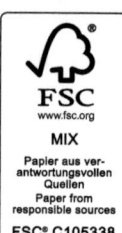

© 2023 Adam S. Falkensteiner
Herstellung und Verlag: BoD – Books on Demand,
Norderstedt
ISBN: 9783756897865

PRÓLOGO

Hubo épocas en las que me gustaba beber. Fiestas, buen humor, felicidad, diversión y sexo. Pero también había periodos de ansiedad, incapacidad y depresión. Odiaba beber alcohol y pensaba que era demasiado débil para dejarlo. Así que seguí bebiendo, dando tumbos de un exceso a otro, mientras los periodos de sobriedad se hacían cada vez más remordimientos y dolorosos.

En mi trabajo, el absentismo se acumulaba. A menudo estaba enferma y no podía hacer mi trabajo normal. Sin embargo, pude mantener mi adicción en secreto. Qué hazaña.

El verdadero problema de la adicción al alcohol, tal y como yo lo veo, es el siguiente:

Esta sustancia adictiva es de libre acceso y, sobre todo, está disponible en casi todas partes. Es relativamente barata y casi todo el mundo la toma. Y con esta cantidad de consumidores, el individuo está realmente perdido. Por lo tanto, es difícil saber quién tiene un problema de adicción y quién no.

Por supuesto, sé que no todos los que beben alcohol son "bebedores". Tampoco tengo ningún interés en etiquetar a todo el mundo de alcohólico sólo porque *yo tenga* un problema de adicción y no quiera estar solo con él.

Mi deseo es mostrar a las personas que no están en absoluto solas y que la adicción puede incluso aportarles muchas percepciones positivas que nunca podrían experimentar sin el problema del alcohol. Es posible que la persona que se encuentra en medio de ella no sea capaz de comprender en este momento que hay algunos aspectos positivos ocultos en la adicción, pero es precisamente esta toma de conciencia la que constituye en última instancia la salida.

Estoy seguro de una cosa: la línea que separa el consumo "normal" de alcohol del consumo "adictivo" no siempre es claramente reconocible. Ése es el gran peligro: no sentimos cuándo cruzamos la línea invisible. Por eso, los ejemplos de este libro muestran los primeros signos del "consumo adictivo", *que tarde o temprano acaba en adicción.*

Los debates en grupo, las medidas terapéuticas y las experiencias personales de adicción dan al contenido un trasfondo realista.

El abuso del alcohol es un tema muy serio, pero, sin embargo, también me gustaría mostrar al lector que abstenerse del alcohol puede tener muchos lados alegres una vez que uno ha dado un nuevo impulso a su actitud personal. Las personas que viven con un alcohólico y no tienen problemas con el alcohol también recibirán sugerencias sobre cómo pueden comportarse mejor en el futuro para ayudar a su pareja adicta y, sobre todo, para enfrentarse más fácilmente a la adicción de su pareja.

El alcoholismo es una enfermedad muy extendida y, sin embargo, desde el punto de vista médico, *relativamente inexplorada.* Mi libro tampoco es un tratado teórico o científico, sino una guía práctica que describe la enfermedad desde la perspectiva de los "ex-alcohólicos" *(Nota: he utilizado el término EX-alcohólico sólo para simplificar. En realidad, no debería utilizarse, ya que los ex-alcohólicos no existen si se examinan más de cerca. Porque - una vez alcohólico - siempre alcohólico. Sólo se cambia de condición, se es "húmedo" o "seco". En otro lugar se darán más definiciones) se* explicará con más detalle y se mostrarán salidas para los afectados. Pero, sobre todo, quiero darles la oportunidad de encontrar la paz. Haga las paces con lo que ha sido, con su familia, con la sociedad y, por último, pero no por ello menos importante, haga las paces con su yo más profundo, su alma.

Definitivamente, no existe ninguna píldora que cure la adicción, aunque la industria farmacéutica haya publicado con bastante frecuencia historias de éxito eufóricas en el pasado. El alcoholismo es una enfermedad que se trata y se reconoce como tal, pero no es curable. Probablemente por eso tenemos tanto miedo de él y de sus consecuencias. Y es precisamente este miedo lo que quiero quitar. La adicción al alcohol es, en efecto, incurable, pero - se le puede **poner** fin en cualquier momento.

Aunque oficialmente es una enfermedad, prefiero no hablar de enfermedad. Porque cualquiera que ya no beba alcohol y lleve mucho tiempo sobrio confirmará que uno no se siente enfermo en absoluto una vez que ha iniciado el camino hacia la sequedad. Al contrario, vuelven poderes insospechados y sensaciones antes "ahogadas" que hacen que la vida merezca la pena de nuevo. La enfermedad sólo duerme en nuestro interior mientras no le demos permiso para volver a activarse. Sólo es cuestión de si le damos poder sobre nosotros o no.

Por lo tanto, una cosa muy clara: "Sin una voluntad firme, no funciona. Pero la voluntad por sí sola no basta".

Una voluntad fuerte suele ser el resultado de un ego fuerte. Y, por desgracia, el ego suele ser la razón de todos los fracasos, sea cual sea la situación en la vida. Las acciones iniciadas por el ego suelen acabar en desastre. Por lo tanto, es indispensable que primero llegues al fondo de tu ego antes de que puedas superar con éxito tu problema con el alcohol.

Y para entender cómo funciona el ego, primero hay que reconocer que se tiene uno, para luego reconocer cuándo está influyendo actualmente en nuestras acciones y pensamientos. Sólo cuando uno sabe que el ego es el originador de nuestras creencias puede tomar contramedidas. Por eso le dedico un capítulo entero al final del libro. Tómate tiempo para comprenderte a ti mismo y tus procesos y patrones internos, porque con tu profunda comprensión de tu singularidad resolverás todos los problemas con facilidad.

Primero, sin embargo, debes aprender qué hay detrás de la adicción al alcohol, qué la causa y qué salidas hay. Haz de esta fórmula tu herramienta:

Reconocer + Querer + Saber = Libertad

Si quieres vivir una vida feliz, te será útil aprender que es inevitable recuperar el poder sobre tu propia vida.

Sin embargo, sólo tendrás éxito en esta conquista si dejas de "culpar" a otras personas, situaciones, experiencias y circunstancias de tu supuesto fracaso. Porque, en primer lugar, la culpa no existe en absoluto, sólo la responsabilidad, y, en consecuencia, no hay fracaso ni falta, sólo resultados. Y los resultados son fruto de las intenciones, conscientes o inconscientes. Sólo nuestras evaluaciones, negativas o positivas, convierten un resultado en un fracaso o en un éxito.

Lo fatal de entregar la culpa es que también entrego mi

poder. La culpa y el poder están tan entrelazados que no los percibimos como dos cosas distintas. Creemos que si otro tiene la culpa de algo, nosotros somos inocentes. Pero la conclusión real es que cuando cedemos la culpa, también cedemos la responsabilidad y el poder. Porque a quien le doy la culpa, también le doy el poder.

Por favor, piénsalo.

Así que cuando otro tiene el poder, tú quedas *impotente* a su merced. No puedes influir en tu propio destino. Las personas que echan la culpa de cualquier fracaso al exterior se comportan como niños desafiantes: "No es culpa mía, ha empezado él", o "Si no estuvieras siempre de tan mal humor, no tendría que ir al bar".

Si quieres controlar tus problemas, tienes que aprender a asumir toda la responsabilidad de tu vida. Nadie más que tú puede cambiar nada en tu vida.

Considere los siguientes informes de experiencias y reflexiones como herramientas útiles que dirigirán el poder de su voluntad por el buen camino desde el principio en el camino hacia un futuro "seco" y satisfecho.

Nada es más importante que su bienestar personal. Sólo si *eres capaz* de obtener *placer* de una vida *sin* alcohol te mantendrás permanentemente sobrio y sano. Mientras llores los momentos "bonitos", mantendrás vivos tus viejos patrones de comportamiento.

Puesto que nos enfrentamos de forma natural al "largo y pedregoso camino", no piense en su empeño como un sacrificio exigido por su familia y la sociedad para amargarle la vida, sino más bien véalo como una oportunidad única para dar a su vida un sentido nuevo y positivo.

Para aprender realmente de las experiencias descritas, se requiere, por supuesto, su total honestidad. Con honestidad me refiero a que te des cuenta sobrio de que tienes un problema con el alcohol. Sólo tú decides si ha llegado el momento de aceptar ayuda.

Este libro le ofrece en primer lugar la oportunidad de abrirse a su problema **usted solo.** Si no encuentra en él *todas las respuestas* a sus preguntas, no dude en encomendarse a personas experimentadas con las que pueda colaborar en su proyecto a largo plazo.

Ni siquiera un paracaidista puede simplemente atarse un paracaídas y saltar de un avión. Primero debe hacer cursos que le enseñen los conocimientos básicos necesarios para que su primer salto no sea el último.

Como puedes imaginar, *un* curso básico y *un salto* por sí solos no son en absoluto suficientes para sobrevivir indemne a futuros saltos. Esto requiere una práctica constante.

Considere la posibilidad de leerlo como su curso básico personal y luego reciba las "sesiones de formación" prácticas posteriores en una visita regular a un grupo, como Alcohólicos Anónimos, Cruz Azul, etc.

Puedo prometerte una cosa ahora mismo. Te sorprenderá la cantidad de gente "normal" que conocerás allí.

Siempre te comprenden y te toman en serio. Porque estas personas han pasado por lo mismo que te está ocurriendo a ti en este momento, o quizás te ocurra en el futuro. Pronto te darás cuenta de que no estás solo con tus problemas y de que hay miles de soluciones posibles.

Aunque al principio sientas náuseas en el estómago por revelarte ante varias personas, no debes perder de vista tu objetivo y saltar por encima de tu sombra.

Puede que no haya muchas oportunidades de hacerlo.

Piense en los años felices que aún le quedan por delante y no olvide nunca lo que el alcohol le ha hecho en el pasado y cuáles serían para usted las consecuencias de "seguir bebiendo". De ninguna manera se deje desanimar por las estadísticas que dicen que sólo un pequeño porcentaje de todos los adictos logran la sobriedad.

Por mi propia experiencia en el grupo, puedo asegurarles que casi todas las personas que encontré en el grupo al principio de mi temporada seca siguen allí con alegría. Por lo tanto, puedo rebatir todas las estadísticas oficiales:

"El 95 % de los adictos _energéticos_ permanecen permanentemente sobrios".

Este resultado tan positivo ayuda mucho más que cualquier estadística impersonal y objetiva.

Por cierto, un objetivo elevado es más fácil de alcanzar si nos concentramos en cada paso individual. Cada pequeño paso nos hace avanzar más, aunque al principio pueda parecer minúsculo e insignificante en contraste con la distancia que aún nos queda por recorrer.

Casi sin excepción, los alpinistas informan del esfuerzo que supone cada ascensión. También dicen que no miran fijamente a la cumbre todo el tiempo durante la ascensión, porque la constatación constante de la distancia que queda por recorrer tiene un efecto paralizante en lugar de espolearles, porque una meta grande produce mucho asombro cuando se mira más de cerca. Deja bien claro lo pequeño que uno es en ese momento. Por eso el escalador se concentra en cada paso. Por supuesto, la meta fijada es indispensable, porque para qué otra cosa daría los muchos pequeños pasos si no supiera adónde le llevarían. Por lo tanto, la meta sirve de objetivo. Proporciona una dirección clara. Los pasos individuales representan cada uno su propia meta en una pequeña etapa, que tiene menos efecto sobrecogedor sobre nosotros y, por lo tanto, nuestra mente considera fácil de alcanzar. Un pequeño paso es fácil. Cualquiera puede darlo. Pero en la suma de esos pequeños pasos está el éxito, la gran meta, que antes se alzaba sobre nosotros de forma casi inalcanzable.

De este modo, el escalador asciende paso a paso por el macizo montañoso hasta que por fin puede disfrutar de la sobrecogedora vista.

Para un alcohólico, cada día que no bebe es un éxito. En el deporte, los éxitos se reconocen con medallas. Por lo tanto, dése una medalla cada día. Tú decides cómo debe ser esa medalla, pero ten cuidado de no volverte adicto a otra cosa en el proceso. Si siempre recompensas tus logros con una tableta de chocolate, es posible que tengas problemas aún peores.

Un buen reconocimiento, por ejemplo, es una mirada abierta en el espejo. Mírate profundamente a los ojos y mantén el contacto visual. Siéntete orgulloso de tu logro. Observe la claridad que recuperan sus ojos y su mente. Mira hacia delante para recuperar la confianza en ti mismo y el empuje. Recuerda siempre al alpinista: "Un objetivo claramente definido es importante. Pero es más importante dar el primer paso decisivo. Y repetir este paso cada día con determinación".

Atentamente

Adam S. Falkensteiner

INTRODUCCIÓN

Oficialmente, en Alemania viven unos 1,8 millones de alcohólicos. Es una cifra que enorgullece. Por supuesto, el número de casos no declarados es muchas veces superior. Sin embargo, hay algo que me sorprende especialmente: si tuviéramos 1,8 millones de enfermos de sida al año, ¿no estaría toda la población en alerta máxima? Sin embargo, con el elevado número de alcohólicos, el público parece permanecer completamente despreocupado. ¿A qué cree que se debe?

Si uno va por el mundo con los ojos abiertos, enseguida se da cuenta de que el camino hacia la adicción ya está trazado en los patios de las escuelas.

No es de extrañar, si nos fijamos en los modelos de conducta de nuestros jóvenes. Todos nosotros, y yo no soy una excepción, somos demasiado descuidados con la "droga" alcohol. En todas las películas de Hollywood, los héroes beben para lavar su frustración o para celebrar el éxito.

El alcoholismo no se detiene en ninguna clase social. Se bebe en casi todos los hogares. No importa que sean pobres o ricos. Aunque el tipo y la calidad de las bebidas alcohólicas puedan diferir, las consecuencias siguen siendo las mismas. Incluso las razones por las que la gente echa mano de la botella suelen ser similares.

En una época de alta tecnología y ritmo acelerado como la nuestra, a menudo nos sentimos abrumados. Las consultas de médicos y terapeutas están desbordadas de pacientes que sufren una sobrecarga nerviosa. El agotamiento es el diagnóstico más común de la era informática.

En efecto, la avalancha de información que hay que procesar es cada vez mayor. La sobrecarga de estímulos, los miedos existenciales y el temor a no estar suficientemente preparado para los tiempos que se avecinan debido a la falta de educación están afectando a la gente. Los tiempos en los que varias generaciones se beneficiaban de la creación de las empresas de sus padres se han acabado. Muchas pequeñas empresas tienen que cerrar sus puertas debido a la fuerte competencia. Ya nada parece durar. Ante nuestros ojos se está produciendo una auténtica desintegración de los valores antiguos y apreciados.

El cambio es la nueva permanencia, hazte amigo de él. No hacerlo sería fatal.

Cuando el desarrollo era aún más lento, la gente tenía más tiempo para adaptarse a los cambios que se avecinaban.

Hoy en día, es posible que no encuentre su escritorio después de quince días de vacaciones. En su lugar, hay un ordenador cuyo cerebro está hecho de un chip de silicio y es mucho más potente que toda la plantilla. Si a esto le añadimos quizás algo de agitación política, el mundo parece estar completamente desquiciado. ¿Quién nos ayudará entonces y de dónde vendrá la esperada ayuda?

Desgraciadamente, cada vez con más frecuencia procede de la industria farmacéutica en forma de pastillas tranquilizantes y, en su mayor parte, de las fábricas de cerveza, disfrazada de sana especialidad del corazón de la naturaleza.

Estos eslóganes publicitarios tan prometedores son un bálsamo para nuestras almas martirizadas. Cuánto añoramos la pureza de la naturaleza y nuestro deseo original de pertenencia, en medio de toda la contaminación ambiental.

El anhelo por estos supuestos "productos naturales" es ahora tan grande en Alemania que superamos con creces a todos los países vecinos en el consumo de alcohol. Permítanme la expresión desenfadada, pero cada año nos "bebemos" todo el lago de Constanza, por así decirlo.

Pero este tipo de competición no debe llenarnos de orgullo, sino hacernos reflexionar. Algo parece ir vehementemente desencaminado. El hecho de que la cerveza siga siendo considerada y comercializada como un alimento por la mayoría de la población demuestra claramente lo poco que sabemos sobre los peligros inherentes a esta bebida nacional. Por supuesto, la cerveza tiene que servir ahora de marcador de posición, no importa lo que bebamos - ya sea cerveza, vino, vino espumoso o aguardiente - las consecuencias siguen siendo las mismas.

Somos mucho más prudentes cuando se trata de drogas en el mercado, como la cocaína y la heroína.

Cuando te sientes mal, prefieres una copa de champán a una aguja, y sin remordimientos de conciencia.

Los que toman estas cosas tienen más probabilidades de ser considerados adictos que los que lavan sus frustraciones diarias con una Pilsner bien tirada en un ambiente acogedor.

Nuestra conciencia no se enfrenta tan fácilmente a estas drogas duras. Son desconocidas para nosotros. Y, "lo que el granjero no sabe...", bueno, ya se sabe. Esto no pretende inducirte a adquirir experiencia en este campo. No queremos centrarnos ahora en las llamadas "drogas duras", sino volver nuestra atención al "bueno y viejo alcohol" y a los daños que causa. Por supuesto, no queremos admitir los peligros, por eso nos gusta trivializar nuestro consumo: "Una cerveza, una copa de vino, un chupito". También bebemos alcohol porque pensamos que simplemente forma parte de la vida. Una copa de vino con una buena comida, una botella de champán en Nochevieja, igual que el árbol de Navidad forma parte de la Navidad. Para una persona sana, esto no es un problema. Para los adictos, sin embargo, puede ser una trampa mortal. Nuestra sociedad tiene ideas y exigencias muy claras. Por eso bebemos para ser socialmente aceptables. Pero cuando estamos hundidos, la sociedad ya no quiere saber nada de nosotros. Ironías del destino. ¿Cuántas enfermedades están causadas por un consumo excesivo de alcohol, y en cuántos casos es el propio consumo de alcohol la enfermedad?

Escribí este libro para todos aquellos que están cansados de reprimir las preocupaciones y mentiras cotidianas sobre el alcohol. Al fin y al cabo, beber como tal no es más que represión y no ofrece ninguna solución. Puede parecer que el alcohol alivia el sufrimiento por el momento, pero a la larga causa un sufrimiento mucho mayor. Te darás cuenta de que el manejo irreflexivo de este lobo con piel de cordero paraliza nuestra alegría de vivir más que inspirarla; en marcado contraste con muchos eslóganes publicitarios.

Se hace creer a los consumidores que un buen sorbo forma parte de los buenos modales.

Todos tenemos que volver a entrar en razón. Todo bajón tiene un final y para superar un bajón se necesita una mente clara.

Arrullado en una nube de alcohol de alta graduación, es demasiado fácil caer en una vorágine negativa. "*El alcohol ahueca la cabeza*". Basta con escuchar las conversaciones en una mesa de clientes habituales. Con una capacidad cerebral en constante disminución, causada por un nivel de alcohol muy superior, sólo se arrastran las palabras.

También sería demasiado fácil encontrar la solución a los propios problemas en la narcosis alcohólica. Como he dicho antes, no quiero meter en el mismo saco a todas las personas que beben alcohol. Esa sería una forma fácil, pero no la correcta, de abordar el problema del "alcoholismo". El problema es mucho más profundo de lo que podría pensarse a primera vista.

Tampoco creo mucho en una prohibición legal. Me centro únicamente en quienes, como yo, son "adictos" y buscan ayuda en el alcohol.

Utilizo el término "adicto" porque el alcoholismo es una de las muchas adicciones. La enfermedad adictiva como tal se refiere a innumerables "medios" diferentes que utilizamos para "satisfacer" la adicción en cuestión. Un adicto tiene una necesidad excesiva (patológica) de consumir cosas, ya sea pastel en el caso de un "adicto a la comida", nicotina en el caso de un fumador o alcohol en el caso de un alcohólico, en tales cantidades hasta alcanzar un estado deseado por el adicto. También se podría decir "hasta que el cerebro haga 'clic'". El adicto pierde la conexión con toda solución "normal" de problemas y con su entorno. Una vez que la enfermedad se ha desatado, los paseos por el bosque y los ejercicios de yoga pronto dejan de servirle para calmarse. Lo único que le ayuda entonces es la sustancia adictiva que ha elegido.

Puesto que el alcohol es aceptado en todas las clases como

una bebida contemporánea, y es por lo tanto para sus propósitos el medio más discreto de satisfacer su adicción, el alcohólico en nuestra sociedad se encuentra en un verdadero paraíso.

En cada quiosco, en cada pub, en los mejores hoteles, en cada supermercado, incluso en la gasolinera, tiene una enorme oferta. Y nunca es procesado por posesión ilegal de drogas.

De este modo, pasa desapercibido durante mucho tiempo. Nadie se da cuenta de su enfermedad, siempre y cuando no se desmande o beba hasta caer en el estupor.

NUESTRA IMAGEN DEL "VERDADERO" BEBEDOR

¿No te has encontrado también con una horda de individuos ruidosos y descuidados mientras paseabas por la zona peatonal de una ciudad?

Inadaptados, personalidades desamparadas, ¡vagos! Son ruidosos, beben sin freno en público, tienen pésimos modales, se desmandan, apestan y vomitan por donde pasan o están parados. Son llamativos, omnipresentes en las grandes ciudades y nadie puede pasar a su lado sin fijarse en ellos. Esta es exactamente la imagen del alcohólico que nos hemos formado en la mente, ¡esta escoria apestosa!

Y esta imagen del bebedor es precisamente la razón por la que nos resulta tan difícil reconocer nuestro propio problema con la bebida, por no hablar de admitir que tenemos uno.

¿Quién quiere ponerse al mismo nivel que estos sujetos? "Yo nunca seré así", nos decimos y damos media vuelta, sin arriesgarnos a que, bien mirado, ahí esté la solución a nuestro problema.

Precisamente porque nadie quiere ponerse al mismo nivel que estas personas, esto constituye la base de nuestras pautas de comportamiento en relación con el alcohol y hace que nos resulte más difícil salir.

Porque, ¿dónde diablos podría bajarme si no estoy en ninguna parte?

¿Demasiado filosófico, quieres decir? Pues entonces, un poco más claro. Estos "vagos" son sólo una parte muy pequeña e insignificante del gran pantano de la adicción al alcohol. No son más que la excrecencia visible del conjunto.

La mayoría de los adictos se sientan sin ser detectados en oficinas, bufetes de abogados, visten uniformes y trabajan en quirófanos, beben en secreto, al menos no berrean en público.

El estatus del vagabundo es el del hombre del saco. Representa a todos aquellos que son demasiado cobardes para enfrentarse a su adicción. Pueden señalarlo: "Mira bien, es un borracho. No puedes compararme con él".

Por el momento, puede que siga siendo cierto. Mientras sigamos teniendo un buen trabajo y, por tanto, unos ingresos regulares, un piso cálido y acogedor, realmente no podemos compararnos con esas personas que duermen a cielo abierto.

Nos adormecemos en una sensación de seguridad, y ¿quién quiere salir de este mundo ideal, por no hablar de considerar ese destino posible para sí mismo?

Pero si nuestro jefe acaba de echarnos a la calle, el banco nos ha bloqueado la cuenta en descubierto, el casero nos ha amenazado con rescindir el contrato si volvemos a pagar tarde el alquiler, seguro que no seremos tan rápidos para condenar a esas personas.

Puede que incluso mostremos un poco de compasión, porque acabamos de regar nuestra pena con una botella de vino y en ese momento nos damos cuenta de que el paso a una vida en la calle no es tan grande como creíamos en nuestra falsa seguridad.

Hay que reconocer que esto todavía no tiene demasiado que ver con el tema del alcohol y los síntomas que lo acompañan.

Pero estos pensamientos desempeñan un papel decisivo cuando analizamos nuestro consumo personal de alcohol. La forma en que contemplamos nuestro comportamiento con la bebida y la consiguiente duración de la fase de sufrimiento se debe en gran medida al ejemplo de los vagos (los interesados saben que no me refiero a esta expresión de forma despectiva. Cuanto más consciente es uno de su propio comportamiento con la bebida, más probable es que sienta cierto respeto por una persona que vive su adicción sin freno) y, por tanto, tiene una importancia crucial.

Porque precisamente los "vagos" son la vara de medir del alcoholismo en nuestra sociedad. Parecen beber en exceso y están embrutecidos por dentro y por fuera. Todas ellas características que *nosotros* claramente no exhibimos (al menos, *todavía* no).

Así que nadie se llamará voluntariamente alcohólico, porque con tal afirmación se estaría rebajando a un nivel que parece francamente degradante. Pero, ¿dónde está el límite? ¿A partir de cuántas botellas de cerveza comienza el descenso?

No hay ningún ámbito en el que la gente compare y mienta tanto como a la hora de probar o revelar su propio consumo de alcohol.

El alcohólico "húmedo" juzga la gravedad de su enfermedad exclusivamente por la cantidad "necesaria". Busca literalmente a gente que beba incluso más que él para demostrarse a sí mismo que su consumo sigue estando dentro de lo "normal". ¡¡¡Una locura!!!

Una vez que se ha encontrado una, y aquí no suele ser necesario buscar mucho tiempo, se ha logrado el objetivo de trivializar la propia enfermedad, por no decir rechazarla estrictamente. La adicción al alcohol es una enfermedad y una úlcera de estómago es una enfermedad. Una úlcera de estómago se utiliza incluso a menudo como mascarón de proa cuando uno se encuentra en un bajón de rendimiento. Una buena razón para recibir la simpatía de los demás: "El pobre tiene demasiado en su plato". Sin embargo, en la mayoría de los casos, la úlcera de estómago es el resultado de un consumo excesivo de alcohol, pero este hecho no es el centro de atención, sino ostensiblemente el estrés laboral. El estrés, a su vez, es la base del burnout. El propio diagnóstico "burnout" es incluso una especie de medalla de honor para los empleados especialmente trabajadores. El hecho de que esta persona sea incapaz de rendir debido a su estilo de vida poco saludable, y por eso enfermó en primer lugar, es otra historia que nunca sale a la luz. De este modo, el "enfermo honorable" es elevado al papel de víctima y sus congéneres le dan su simpatía.

Casi nadie dirá de sí mismo "soy alcohólico" si ya no tiene éxito en sus negocios o en su vida privada. El cliché del bebedor es simplemente demasiado negativo. Nadie quiere identificarse con él. No se compadece a ningún bebedor.

No le preparas té de manzanilla cuando se siente mal. Está solo con su enfermedad.

Quisiera subrayar claramente en este punto que no estoy protegiendo al alcohólico, ni siquiera compadeciéndolo indebidamente, sino que quiero despertar a quienes temen la vergüenza de contarse entre el círculo de los adictos y corren así inevitablemente hacia un abismo.

¿Qué diablos es peor, andar todo el tiempo en la niebla, posiblemente arriesgando su propia vida y la de personas inocentes en el tráfico, tal vez golpeando a su esposa e hijos mientras está intoxicado? ¿O simplemente admitir su enfermedad y cambiar su vida desde los cimientos? El alcohólico está en posesión de un don maravilloso. Un regalo que muy pocos reciben. Y este regalo es la oportunidad de cambiar su vida desde los cimientos.

Todo tiene dos caras. Puedo lamentarme el resto de mi vida de que un destino tan pesado se haya apoderado de mí, o puedo dar gracias a Dios por darme la oportunidad de crecer física y espiritualmente en esta tarea. En cuanto el enfermo haya comprendido realmente su situación y vuelva a reconocer perspectivas para su futuro, romperá el ciclo y se mantendrá al lado de su enfermedad.

A riesgo de repetirme, suelo evitar insistir en la palabra "enfermedad", pero esta palabra me ha ayudado a menudo a no *"culparme"* siempre de mi adicción. La culpa sólo empeora las cosas. La culpa siempre es destructiva e impide el desarrollo positivo.

Al fin y al cabo, la "enfermedad" es una excelente muleta al principio para dedicarse plenamente a la recuperación. Si uno está aquejado por una enfermedad, puede hablar de mala suerte o destino en lugar de culpa.

Pero -y este es el punto crucial- la enfermedad no es un pase libre para seguir bebiendo y luego decir disculpándose: "He tenido que volver a beber. Es que estoy enfermo".

Para el alcohólico seco, no se trata de una enfermedad perceptible que le incapacite permanentemente para vivir. No, después de un tiempo de sequedad incluso se sentirá mejor y más capaz que nunca.

Como ya se ha dicho en el prefacio, nada funciona sin una voluntad firme. Pero la voluntad por sí sola no basta.

Para comprender y aceptar la adicción, necesitamos información. No sirve de nada caer en la autocompasión con la pregunta: "¿Por qué yo?

Curiosamente, cuando se habla con los afectados, a menudo se comprueba que al principio la mera idea de la abstinencia permanente les causa un gran horror, un vacío infinito y pánico. Al principio de la sequedad, nadie puede imaginarse una fiesta sin alcohol. ¿Qué dirán nuestros colegas de la mesa de los habituales si, en lugar de la cerveza habitual, pedimos un spritzer de manzana o una limonada?

¿Qué decimos cuando nuestro jefe nos ofrece una copa de champán en un acto de empresa? Qué piensan los compañeros cuando la rechazo dando las gracias?

Todas estas preguntas esperan una respuesta. Las encontraremos juntos en este libro. Pero antes, tómese su tiempo para familiarizarse poco a poco con este tema.

Ciertamente, casi todas las compañías de seguros médicos ofrecen folletos en los que se enumera el curso clásico del alcoholismo. Sin embargo, en mi opinión, un informe sobre una determinada enfermedad y sus causas no basta por sí solo para frustrarla. Cuántas veces se lee que un poco más de ejercicio es bueno para el sistema cardiovascular o qué fatales consecuencias traen consigo los alimentos grasos.

Y, sin embargo, seguimos utilizando el ascensor, a pesar de que subir escaleras sería más saludable. También preferimos con demasiada frecuencia un codillo de cerdo chorreante a una dieta sin grasa, mucho más saludable.

Tenemos que darnos cuenta desde lo más profundo de nuestro ser de que tenemos que hacer algo por nuestra salud, transformar por fin ese "tengo que hacer" en un "me gusta hacer" y sentirnos por fin orgullosos de lo que hacemos.

Entonces sí que estamos en el mejor camino hacia la salud física y mental.

Por supuesto, los panfletos educativos suelen servir de impulso para reconocer la propia situación. Si un coche no arranca, por supuesto que puedo empujarlo.

Pero cuando el depósito está vacío, se vuelve a parar con bastante rapidez. Si estás incluso en una cuesta, retrocedes más rápido de lo que te gustaría.

Por lo tanto, asegúrate de llenar tu depósito, es decir, toma información, procésala, ponla en práctica, ámala, vívela, para que al final puedas disfrutar de los resultados con satisfacción.

EL ALCOHOL Y SU VALOR POSICIONAL

El alcohol desempeña un papel especialmente importante en la vida de los alcohólicos. Nada funciona sin un buen trago. El adicto bebe antes de una conversación importante con su jefe, antes y durante una celebración, en acontecimientos tristes y alegres.

Si no hay motivo, lo encontrará. En resumen, planea su vida en torno al alcohol.

El alcohol está en el centro de todo lo que hace.
No puede disfrutar plenamente de la vida sin preparar todas las "oportunidades de beber" hasta el último detalle.

Si, por ejemplo, el alcohólico es invitado a una fiesta familiar en la que, como naturalmente sabe por ocasiones anteriores, sólo hay bebedores de café, se administrará la cantidad necesaria en casa para pasar la indeseada ocasión lo más tranquilo posible, si es que se presenta allí. Pero si asiste, se pierde toda convivencia. En realidad, las conversaciones pasan de largo, ya que sus pensamientos giran secretamente en torno a la botella que le espera en casa.

La adicción también le impide entablar conversaciones profundas, e incluso es posible que se deje llevar por los problemas de los demás.
Es como una marioneta, y el titiritero se llama "alcohol".

Incluso en la época en la que uno todavía no es "necesariamente" adicto, el alcohol adquiere un serio significado (trataremos este punto en el capítulo 2 sobre los mensajeros de la adicción). Una fiesta de Nochevieja sin la obligada copa de vino espumoso o un ponche de alta graduación no es para nosotros una verdadera fiesta de Nochevieja.
Inconscientemente, moldeamos nuestras vidas con el alcohol. Para la mayoría de la gente, esto no supone un peligro especialmente grande, pero para una persona en situación de riesgo tiene consecuencias fatales.

Mientras la persona "sana" disfruta de estas ocasiones, la "vulnerable" se desliza inevitablemente hacia la ruina y acaba sola.

Así que la pregunta aquí es: "¿realmente necesitamos siempre un potenciador del estado de ánimo, o podemos ser divertidos y juguetones sin él?". Después de todo, también es una sensación maravillosa levantarse a la mañana siguiente de una fiesta, quizá un poco cansado pero sin dolores de cabeza, con la memoria llena.

Todas las bromas de la noche anterior vuelven a pasar por nuestras mentes. Las conversaciones con los demás invitados siguen presentes. ¿No es un doble placer? Seguro que no estarías tan intensamente preocupado por el tema del alcohol si no te preocuparan tus hábitos de consumo.

Así que empieza tu inventario personal en este punto. Recuerda cuándo y cuánto has bebido, en las ocasiones que sea.

Recuerde los sentimientos que experimentó y reproduzca estos escenarios en su mente como si los hubiera vivido sobrio.

¿Qué fue realmente agradable y qué fue terrible? ¿Cómo habría ido la noche si no hubieras bebido?

Para llegar a ser realmente dueño de su problema con el alcohol, es de inmensa importancia sacar al alcohol de su trono.

No te dejes esclavizar más. Eres una persona libre a la que no se le pueden dar órdenes. Y por muchas veces que te pidan celebrar el Año Nuevo con champán, di "NO, gracias".

Para respaldar realmente el "NO" con respeto personal, no debes dar prioridad al alcohol. No recuerdes con tristeza los "buenos" momentos en los que te pasaste la noche bebiendo. Si lo miras bien, puede que los supuestos buenos momentos ya no lo fueran tanto.

Por naturaleza, tendemos a recordar las cosas buenas y a reprimir las experiencias menos agradables. El cerebro quiere protegernos del dolor. Por eso la mayoría de las personas que han sufrido un accidente grave no lo recuerdan. Escuche a los hombres que hablan de su servicio militar. Aunque en su momento maldijeran por el tiempo perdido, hoy sólo recuerdan los acontecimientos divertidos.

Así pues, empieza a repasar de forma totalmente consciente las experiencias negativas de tu vida. Haz una lista y descubrirás que, por lo general, el alcohol empeoró esos momentos.

Como siguiente paso, imagina con qué alegría y tranquilidad afrontarás futuras dificultades sin pedir ayuda a tu "amigo el alcohol". Pronto podrás volver a mirarte al espejo con simpatía. Paso a paso empezarás una nueva vida libre de adicciones.

EL ALCOHOL COMO MEDIO PARA ALCANZAR UN FIN. ¿POR QUÉ BEBO?

Esta pregunta es muy diferente de la pregunta "¿Por qué yo?".

¿Adónde quiero llegar?

"¿Por qué yo?" refleja una desesperación: "¿Pobre de mí?".

Con esta pregunta te conviertes en el juguete de un poder sobrenatural. Las consecuencias son: Impotencia, desesperanza, impotencia.

Encontrar una respuesta satisfactoria y orientada a objetivos a esta pregunta está totalmente fuera de lugar.

Pues bien, un investigador genético podría decirle:

"Desgraciadamente, usted tiene un ADN defectuoso. Probablemente pasarán otros 150 años hasta que podamos hacer algo al respecto". ¿Habría hecho esta respuesta que su problema con el alcohol fuera menor para usted? ¿O podría ahora, prácticamente con este diagnóstico médico, seguir como antes y destruir por completo su vida y la de su familia?

Yo creo que no. Ya que decidiste comprar este libro, quieres cambiar tu vida, aprender a vivir con la adicción y ser libre.

¡Felicidades! ¡Ahora tienes el cetro en tus manos!

Porque incluso si la afirmación del investigador genético tuviera un trasfondo verdadero, ¿qué ventaja te daría? Por lo tanto, hágase una pregunta sincera: "¿POR QUÉ bebo?" o "¿POR QUÉ he bebido?

¿Por qué se bebe? Desde un punto de vista puramente médico, para proteger al organismo de la deshidratación. Dado que el cuerpo está formado en gran parte por agua, el agua es también la bebida más adecuada para proporcionar a las células el líquido que necesitan. La cantidad real de agua (preferiblemente agua sin gas) que el cuerpo necesita es de $1^{1/2}$ a 2 litros al día. Además de la cantidad, también hay que prestar atención a la calidad del agua.

Por supuesto, la ingesta de agua no tiene nada que ver con el consumo de alcohol y la verdadera razón de este libro, pero está directamente relacionada con el problema del alcohol. Durante la mayor parte del tiempo, un alcohólico casi nunca ingiere agua pura, al menos no en la cantidad necesaria. Cada vez que el cuerpo envía la señal "necesito líquido", este impulso natural se une a la adicción. Así, el adicto siente el deseo de beber alcohol en lugar de suministrar al cuerpo el agua vital. Aunque la cerveza y el vino se componen en gran parte de agua, el alcohol que contienen tiene un efecto negativo en los órganos, ya que extrae agua de las células del cuerpo y las seca.

La sensación natural de sed se traduce entonces en "tengo que beber alcohol". De este modo, el adicto refuerza sus pautas de comportamiento y se asegura de que su cuerpo se deshidrate cada vez más. El alcohol es un veneno que destruye gradualmente las células.

La regularidad con la que añado una sustancia adictiva a mi cuerpo provoca la adicción. Las señales naturales, como la sed y el hambre, suelen ser los desencadenantes. Para romper este patrón, hay que obligarse al principio a beber agua cuando se tiene sed, y para mantener el hambre a raya, a comer algo, algo *sano*, eso sí. De lo contrario, a la adicción al alcohol se unirá la obesidad mórbida.

Para llegar al fondo de la propia dependencia del alcohol, lo primero y más importante es averiguar para qué se usa o emplea el alcohol. Lejos de mí referirme a estadísticas científicas que muestren hasta qué cantidad de alcohol es beneficiosa para la salud y en qué punto cabe esperar daños para la salud, porque las estadísticas sencillamente no ayudan a influir en el destino de un bebedor individual. Cada adicto tiene sus propias pautas personales que hay que reconocer y resolver. No sirve de nada compararse con los demás. Cada uno tiene que descubrir por sí mismo dónde están sus límites y qué espera de la vida y qué calidad de vida quiere tener.

El factor decisivo en el "consumo adictivo" no es en absoluto la cantidad. Es un error pensar que un bebedor debe consumir grandes cantidades de alcohol. Hay personas que son adictas a una botella de cerveza, lo cual entra dentro de lo "normal" y, según la "evidencia científica", incluso se supone que es saludable.

Cuando oí eso por primera vez, tuve que reírme. Si sólo hubiera necesitado una cerveza para hacer "clic", nunca se me habría ocurrido ser adicto. Sin embargo, si se mira más de cerca, aparece la palabrita "se necesita". Así que se necesita una botella de cerveza para conseguir el efecto deseado, sea cual sea ese efecto, considerado individualmente. Si el adicto recibe esta botella todos los días, no se comportará de forma llamativa.

Pero si se le priva de esta ración, puede volverse un poco inquieto. La abstinencia puede provocar síntomas como temblores, sudoración e irritabilidad.

Estos síntomas de fallo se presentan de forma diferente en cada persona. No existen valores estándar generales. Por ahora es suficiente. Tratemos más bien de las razones por las que no podemos decir "no" al alcohol. Por supuesto, siempre hay diferentes razones por las que alguien bebe, pero siempre hay una sola razón *en particular* por la que empezamos a beber.

Reconocer estas razones, o esta razón en particular, es de suma importancia, ya que nos permitirá evitar desde el principio situaciones en el futuro que en el pasado nos dieron motivos para echar mano de la botella. No conseguiré mirar dentro de ti. No lo considero mi tarea. Por lo tanto, me limitaré a describir algunas posibilidades que puedes aplicar a ti mismo sin cambios o a las que puedes añadir algo para encontrarte en ellas:

- Frustración en el trabajo (mucho trabajo, -poco pan, jefe colérico, compañeros desagradables, acoso, etc.)
- Complejos de inferioridad (sentirse inferior a los demás en fuerza, apariencia, habilidad, etc.)
- Miedo al contacto (miedo a pasar vergüenza delante de los demás, miedo al sexo opuesto, etc.)
- Miedos de umbral (miedo a situaciones nuevas. Los sentimientos de inferioridad también desempeñan un papel en este caso).
- Miedo al fracaso (ya sea de carácter profesional o privado; en el caso de los hombres, a menudo miedo a fracasar sexualmente).
- Miedos existenciales (pérdida del trabajo, dificultades económicas, etc.)
- Ansiedad ante la vida (sensación de estar abrumado/progreso técnico que uno no puede seguir).
- Miedo a la responsabilidad (hijos, familia, posición social, de las tareas profesionales, etc.)
- Miedo a la enfermedad
- Miedo a la muerte
- Miedo al miedo

Son miedos que casi todo el mundo tiene. Y, sin embargo, nos resulta muy difícil afrontarlos y el enfoque varía de una persona a otra.

La mayoría de las veces equiparamos el miedo con la debilidad. Si mostramos nuestro miedo, nos consideran débiles a nuestros propios ojos. Pero no queremos que nos llamen débiles bajo ninguna circunstancia. Así que simplemente nos deshacemos de nuestros miedos. Eso va bien durante bastante tiempo. Pero el precio que pagamos es alto. Nos jugamos la vida y la de las personas que nos quieren.

Por lo tanto, simplemente planteo la siguiente pregunta: "¿Quién es más débil? ¿El que admite su miedo y, en determinadas circunstancias, pide ayuda a otros para resolver sus problemas (terapeuta, grupo de autoayuda, esposa, pareja, etc.), o el que lava su frustración con cerveza y cereales después del trabajo y luego finge ser el Max fuerte con su preocupada esposa y sus inocentes hijos? Al día siguiente, como muy tarde, el miedo vuelve sin disminuir, enriquecido con sentimientos de culpa, que además nos suministra gratuitamente nuestro comportamiento mientras estamos intoxicados, si es que aún lo recordamos.

Independientemente de que lo recordemos o de que nuestra familia nos lo recuerde, - los motivos de otro choque nos llegan inmediatamente aquí de forma gratuita.

Suficiente para otro choque son nuestros sentimientos de culpa, que ahora una vez más quieren desesperadamente ser ahogados. Como no dejamos salir nuestros problemas y nuestro compañero de vida ve a través de nosotros como un DIA, lo que consideramos una desgracia más, nos sumergimos aún más en la batalla con el verdadero gobernante de nuestras vidas, el alcohol.

Y así hasta que se rompe la pareja o el matrimonio.

En el grupo al que asisto semanalmente, casi siempre escucho la misma afirmación: "En mi fase húmeda (la época en la que bebes), a menudo incluso deseaba que mi pareja me dejara de una vez. Así al menos podría seguir bebiendo en paz sin que me reprendiera todo el tiempo".

Algunas de las personas con las que hablé, y yo no fui una

excepción, ya estaban planeando lo que podrían hacer con sus ahorros. Esta enfermedad puede llegar hasta ahí.

No hay clasificaciones por origen, sexo o condición social.

El alcohol es la única ayuda aceptada en esta fase. El verdugo se convierte, por así decirlo, en juez y confesor en una sola persona.

Así que ponte manos a la obra inmediatamente y comparte tus preocupaciones y temores, por insignificantes que parezcan, con tus familiares más cercanos. Si te sientes demasiado avergonzado, acude a una persona neutral, por ejemplo tu médico de cabecera, un terapeuta o un grupo de autoayuda. Así matarás dos pájaros de un tiro:

En el grupo puedes desahogarte de tus preocupaciones y miedos y darte cuenta de que no estás solo.

Al mismo tiempo, conocerá el lado más oscuro del alcohol de la mano de otras personas afectadas y recibirá numerosos enfoques para resolver el problema.

Por cierto, usted recibirá la punta con el grupo de mí más a menudo.

Una vez que has superado el miedo a hablar de tu miedo, cada día tienes más confianza en ti mismo.

Esto no significa que ya haya resuelto su problema con el alcohol. Esto, y puede sonar un poco duro, te acompañará toda la vida.

Puede que este pensamiento aumente su ansiedad por el momento, pero no se preocupe, esta sensación remitirá: sólo tiene que seguir leyendo.

Con el tiempo, aprendes a apreciar tus miedos y preocupaciones como marcadores de tu crecimiento personal.

Cada vez que superas estos aparentes obstáculos, das un paso adelante como ser humano. Sólo quien nada contra corriente gana fuerza. Y a partir de ahora nadas contra corriente, porque nosotros, llamémonos "alcohólicos de madurez seca", nos movemos sobria y equilibradamente en una sociedad que se "ahoga" de verdad.

EL ALCOHOL, LA DROGA SOCIAL

Por favor, no se alarme si me pongo tan duro con usted de inmediato. Pero hay una razón para ello.

Cuanto antes te reconozcas en las situaciones descritas, antes estarás preparado, por tu propio bien, para contarte entre este círculo especial de alcohólicos secos. Y por qué se trata de un círculo especial lo sentirás pronto en tu propio cuerpo.

Observa el comportamiento en materia de bebida de tus congéneres. Hay unos pocos que no beben alcohol en absoluto, un gran número de coetáneos que no dejan pasar una jarra, algunos que beben incluso más que tú. Una proporción muy pequeña de los que han tenido malas experiencias con el alcohol y por eso se abstienen de él, y por supuesto los que (pueden) permitirse una copita de vez en cuando.

¿A qué categoría pertenece?

Echemos un vistazo más de cerca a cada uno de los grupos. Para resolver el problema del alcohol, en principio hay que mirar más de cerca (con más honestidad). No para distraerse de uno mismo y encasillar a los demás, sino por puro interés propio. Debería considerar exactamente de qué rincón puede esperar la mejor ayuda.

He aquí algunas de mis experiencias personales:

Las personas que no han bebido alcohol en su vida nunca fueron muy instructivas para mí. Nunca pudieron entender que yo bebiera. A sus ojos, probablemente siempre seguiré siendo un pájaro raro que no tiene ni a sí mismo ni su vida bajo control. De estas personas, sobrias desde la cuna, en lugar de recibir la ayuda que necesitamos, normalmente sólo recibimos un "sangrón en la nariz". ¿Cómo van a ser capaces de ponerse en tu lugar? Simplemente carecen de la experiencia y la comprensión necesarias.

Así que dirijamos nuestra atención a las personas que no dejan pasar una jarra. Por un lado, yo mismo fui una vez uno de ellos, razón por la cual puedo permitirme la (auto)crítica y me he perdonado entretanto. Por otro lado, son precisamente estos héroes de promille los que suelen estar implicados en muchas recaídas. En tu "fase seca" inicial, evita a toda costa el contacto con estas personas. Al principio, todavía son demasiado "débiles" para resistir las consignas animadoras. Como la mayoría de estos "borrachos" tienen ellos mismos un problema de alcoholismo en toda regla, pero de hecho todavía son demasiado "débiles" para pedir ayuda, y mucho menos para admitir la adicción, allí no conseguirás en absoluto que comprendan tu situación. Estos "falsos amigos" harán todo lo posible para disuadirte de querer llevar una vida abstinente. Te llamarán cobarde, débil y cualquier otra cosa sólo para distraerte de sus propios puntos débiles. No cometas el error de intentar hacer proselitismo, hablo por experiencia propia, te estás perjudicando a ti mismo. No se puede obligar a nadie a ser feliz. Cada uno tiene que tomar la decisión por sí mismo. Asume con confianza que te envidiarán por tu valentía. Porque toda persona valiente es envidiada en secreto. Y esta vez TÚ eres el valiente. En efecto, hace falta mucho valor para asumir esta nueva tarea. Al fin y al cabo, "casi" te defiendes solo. Sólo "casi" porque detrás de ti tienes todo un ejército de conocimientos y personalidades que, al igual que tú, empezaron una vez una vida nueva, equilibrada y seca, sin experiencia ni conocimientos previos. Utiliza este fondo de conocimientos también y tan a menudo como puedas, reforzando así tu conciencia de que nunca estás solo. Sólo estarás completamente solo cuando vuelvas a echar mano de la botella y tus antiguos asiduos se alegren de tu fracaso y tu pareja haga por fin las maletas y se mude del piso que compartían. Escapa primero de toda tentación de volver a coger la botella y aprende y hazte amigo de las bebidas sin alcohol, de buena gana.

CONSEJO: Al principio de tu periodo de sequía, busca inmediatamente una bebida sin alcohol que designes como tu favorita. Debe saberle bien, ser fácil de conseguir (por ejemplo, un vaso de agua mineral con un chorrito de zumo de limón) y, preferiblemente, no causarle ningún otro daño físico. En otras palabras, evite las bebidas con alto contenido calórico que pueden saber bien pero que pronto le causarán otros problemas de salud al provocarle sobrepeso. Al elegir una bebida favorita, matas varios pájaros de un tiro:

Rápidamente te acostumbras a este sabor nuevo pero completamente sano, que te hace olvidar tu bebida alcohólica favorita de antes.

De este modo, suministran a su organismo suficiente líquido y, al mismo tiempo, satisfacen su deseo o necesidad de beber más.

Inmediatamente tienen una respuesta preparada cuando se les invita a territorio extranjero: "¿Qué quieres beber? Tengo cerveza, vino, espumoso, coñac". Usted vivirá esta situación aún más a menudo. El anfitrión, al que le encanta beber, busca frenéticamente un compañero de copas. Pero en cuanto respondes "¿qué te apetece beber?" como disparado por una pistola, "un agua mineral con un chorrito de limón", le quitas el viento de la vela y mantienes la ventaja. Puede que después de expresarle tu deseo de "no beber alcohol" no le tengas tanta simpatía, pero seguro que puedes superarlo, ¿no? (Más adelante te daremos más consejos sobre cómo comportarte).

Un criterio absolutamente erróneo es la persona que bebe incluso más que tú. Como ya se ha dicho, la cantidad bebida no influye en la adicción. Qué y cuánto puede tolerar una persona depende exclusivamente de su constitución y de su "calibre". Si bebes alcohol con regularidad, tu nivel de tolerancia aumentará inevitablemente en los primeros años. Entonces, nada funciona sin alcohol. Más tarde, sin embargo, el nivel de tolerancia desciende, porque la capacidad del hígado disminuye. Entonces, incluso con alcohol, nada funciona. Incluso las cantidades más pequeñas afectan a las personas y les impiden participar en una comunidad. Así que, mientras aún puedas pensar con claridad, deberías preguntarte siempre: "¿Qué es lo bonito de la intoxicación? ¿El dolor de cabeza matutino? ¿La sensación de hundimiento en el estómago? ¿Los ojos enrojecidos? ¿La autoestima destruida al día siguiente? De hecho, es la exuberancia, la disminución de las inhibiciones, la repentina sensación de tener el control. Por eso siempre soportamos hasta la resaca más fuerte. Que alguien me diga que se bebería diez botellas de cerveza por placer. Eso es sencillamente ridículo. El verdadero placer tiene otro aspecto. No te ayuda pensar que sólo son bebedores los que beben más que tú y que, por tanto, estás muy lejos del problema de la "adicción al alcohol".

El hecho es que nuestra naturaleza es no beber alcohol. Nuestro cuerpo es resistente y eficaz. Repara pequeños daños por sí solo sin que nos demos cuenta. Pero no está hecho para procesar toxinas nerviosas todo el tiempo. Cuando bebemos alcohol, envenenamos nuestro cuerpo. Entonces, éste lucha contra él e intenta deshacerse del veneno. Esto se manifiesta en

      -Dolor de cabeza
      -náuseas
      -fake
      -agitando
      -Sweating
      -Freeze
      -sensación de entumecimiento en la piel
-Usw   .

En resumen, el cuerpo aumenta toda su energía para sobrevivir.
Tú tienes el poder sobre si quieres hacerle pasar por esto más tiempo, o si empiezas en serio a dejar de tomar veneno.

Ahora unas palabras sobre los que en realidad sólo toman una copa de vez en cuando. ¿Crees que puedes aprender algo de la gente que disfruta bebiendo un vaso de vino toda la noche? ¿Cree que entienden su problema? Puede que sí, pero puede que no. Depende de hasta qué punto sean capaces de sentir compasión y comprensión por tu situación. ¿Ven estos bebedores de placer lo malos e inferiores que somos? No quiero decirlo tan claramente.

Pero sin duda podemos encontrar una chispa de verdad en ello.

La sensación cuando (tenemos que) servirnos la quinta cerveza en la garganta mientras la otra persona está chupando alegremente su primer vaso es como un mazazo. En ese momento, debemos darnos cuenta de que nuestro comportamiento con la bebida no es del todo "normal". Reconocer esto es, en realidad, una enorme intuición que deberías tener en cuenta para tu futuro tiempo sin alcohol, ¿no?

Si te diriges a alguien con un comportamiento saludable con el alcohol para pedirle ayuda, es posible que asuma tu problema, ya que puede ser una persona equilibrada y segura de sí misma, que sin duda no tiene problemas con el alcohol, pero a la que le gustaría conocer.
Personalmente, recurrí a esas personas de vez en cuando durante mi búsqueda de ayuda. Sin embargo, me aseguré de que estas personas fueran absolutamente leales y fiables. Me fue bastante posible desahogarme, pero, de nuevo, siempre tuve la sensación de estar hablando de fútbol con un bailarín.
No podían entender mi problema, y mucho menos esta necesidad imperiosa de emborracharme.
Cada uno de mis interlocutores del bando de los entendidos expresó su pesar y lástima, pero ninguno de ellos pudo mostrarme cómo salir del círculo vicioso. Después de estas conversaciones, no me sentí mejor, a pesar de la momentánea "descarga del problema" que se había producido.
Normalmente, una excursión así acababa en otra borrachera, porque después me quedaba aún más claro que

yo no era normal. Nadie podía entender lo que significaba tener que beber.

La impotencia y el sentimiento de vergüenza por haberme entregado a esta supuesta desnudez ante una persona "normal" me arrastraron entonces aún más abajo. En algún momento llegué al punto de querer soportar mi suerte yo solo. En cambio, una conversación con un alcohólico seco siempre es una bendición. Aquí oyes cosas que ya sabes. Se producen muchos efectos "ajá", porque te encuentras a ti mismo en las historias que escuchas.

Ahora ha encontrado al interlocutor adecuado. Permanezca atento. Aquí se responderán por fin sus preguntas. Por primera vez te das cuenta de que estás "enfermo", pero al mismo tiempo eres completamente normal. Es culpa tuya que bebas, pero no es culpa tuya que "tengas" que beber.

Ahí radica la diferencia entre un comportamiento enfermo y uno sano a la hora de beber.

Pero lo que se desprende de esta afirmación es aún más importante: uno no es necesariamente responsable de su comportamiento durante el periodo de consumo. El alcohol se apodera de uno durante ese tiempo y cambia a cada persona.

Uno se vuelve divertido, el otro cansado. Otro tiene un mayor deseo de ternura, mientras que otro golpea todo.

Por fin te enteras de que puedes perdonarte a ti mismo. ¿No es un gran alivio?

Pero para no perder de vista la gravedad del asunto, me gustaría decir claramente: "Todo perdón tiene sus límites". No perdonarse a uno mismo es otro "dejarse llevar" y forma parte de la adicción. Quién sabe qué más puede pasar si sigues bebiendo. Puedes perdonarte si tienes la firme intención de vivir tu vida sin alcohol a partir de ahora".

Los alcohólicos secos no son inhumanos. También perdonan una recaída. Sin embargo, sólo si lo admites inmediatamente después y luego sigues trabajando en ti mismo para que ésta haya sido también la "última".

Por supuesto, también pueden seguir como antes. Tú decides en qué condiciones quieres vivir y, en última instancia, morir, nadie más. Piensa en cualquier ayuda mía y de tu futuro grupo de terapia como un escalón, un peldaño para ayudarte a tener bajo control tus problemas relacionados con el alcohol.
Tienes que reconocer y resolver en tu interior los problemas que te llevaron a empezar a beber.
Una vez que has comprendido y utilizado plenamente la función de nuestro trampolín, te sumerges de nuevo en el proceloso océano de la vida y luego tienes que darte unos cuantos chapuzones para no volver a hundirte.

No pienses que no tendrás problemas sin alcohol. Al contrario, al principio de tu sobriedad estarás abrumado de problemas. Hay una montaña de trabajo inacabado que no tuviste la fuerza de afrontar durante tu fase de alcoholismo, ya sea a nivel empresarial o privado. El bloqueo emocional de su compañero de vida puede convertirse en un verdadero obstáculo.
Ten en cuenta que él o ella no puede olvidar tan rápidamente tus acciones de los últimos años. Ahora te toca a ti mostrar comprensión y mucha paciencia.
Por supuesto, nadie te obligará a recibir ayuda para resolver estos problemas. Pero si quieres recibir ayuda, la recibirás.
Aléjate de la actitud completamente idiota: "No necesito un

terapeuta. No estoy loco". O "¡Puedo hacerlo solo!".

Sabes por experiencia propia a dónde conduce reprimir los miedos y las preocupaciones. Si tu matrimonio se ha visto dañado por tus borracheras, acude a terapia matrimonial con tu pareja o llévale a una reunión de Alcohólicos Anónimos.

Pero para no estancarte, primero ataca el problema principal: tu adicción al alcohol. Una vez que hayas sobrevivido a las primeras semanas sin una gota, podrás volver a pensar con más claridad y estarás dispuesto y capacitado para volver a coger las cosas por los cuernos.

EL ALCOHOL, ¿UN MEDIO PARA ALCANZAR UN FIN?

Todas las personas que tienen experiencia relevante en este campo afirman lo mismo: "¡consumí alcohol deliberadamente!".
Ahora bien, si también abordas esta afirmación con la actitud necesaria, puede que también encuentres aquí algunos paralelismos con tu comportamiento con la bebida.

"La adicción comienza con el uso selectivo de la
¡Droga!"
Como en nuestro país el alcohol no está contemplado en la legislación sobre drogas y, además, es una enorme fuente de ingresos para el Estado, podemos hacernos con este "veneno" cuando y donde queramos, y a un precio relativamente bajo.
Es precisamente esta "legalidad" la que reduce la

percepción del peligro que esconde. Quítenle a un bávaro su Maßkrug y sólo será un ser humano a medias. Un francés sin vino tinto es como España sin mar.

El alcohol se ha convertido en parte de nuestra cultura. Ha llegado a serlo porque no estaba presente desde el principio de la especie humana. No es un regalo "real" de la Madre Tierra, sino una invención del hombre.
Sólo él, con su irrefrenable espíritu inventivo, descubrió esta sustancia con todos sus "bellos" efectos secundarios para sí mismo y la glorificó en igual medida.

Como ya se ha dicho al principio, el alcohol no es perjudicial desde el punto de vista médico, pero sólo en dosis muy pequeñas.
Hace poco escuché a un médico en la radio contar un chiste sobre este tema:
"Si un nutricionista llama a su colega y le dice: 'Tengo dos noticias para ti. Una buena y otra mala. La buena: el alcohol es saludable. La mala - la cantidad de un dedal es el límite superior'.
Si se eleva el alcohol a la categoría de estimulante o alimento, inevitablemente se le quita su condición de droga o medicamento, ¿no?
He oído a gente muy "inteligente" decir: "Después de todo, los monjes, es decir, las personas temerosas de Dios, fueron los creadores de este bien cultural. Entonces, ¿qué puede tener de malo?

Al igual que nuestra inventiva, nuestro repertorio de excusas es ilimitado. Como alcohólico, sólo puedo responder a esto: "Tienes razón. El alcohol en sí no tiene nada de malo".

En principio, un coche no es un peligro en sí mismo. Sin embargo, si me pongo al volante sin conocimientos de conducción y hago caso omiso de todas las normas de tráfico, ese vehículo se convierte rápidamente en un arma letal.

Es fundamentalmente necesario relativizar y cuestionar todos los logros humanos.

Porque una persona sana, es decir, no adicta, que en realidad considere el alcohol "sólo" como un alimento, estará sin duda satisfecha con una copa y, por tanto, no sufrirá ningún daño.

No debemos compararnos con las personas sanas y su comportamiento "natural" con la bebida.

En cuanto bebemos alcohol por cualquier motivo, tenemos un problema. A partir de ese momento, ¡tenemos que beber!

Por regla general, el alcohol es siempre un medio para conseguir un fin. Debes ser consciente de ello. Piensa sinceramente en lo que te gustaba de niño. ¿Era zumo, leche, agua o limonada?

¿Aún recuerdas la primera vez que bebiste de la cerveza de un adulto? Aún recuerdo que temblaba de asco.

Desde la adolescencia nos han lavado el cerebro. En todas las películas vemos a hombres heroicos que lavan sus frustraciones con whisky y luego los imitamos. Hasta que ya no nos damos cuenta de que no somos esos hombres y de que nuestros problemas no desaparecen con el consumo de alcohol.

Ahora consideramos que beber alcohol es tan normal y nada más que nos hunde.

Sólo de nosotros depende si nos dejamos esclavizar por

esta sustancia y hasta qué punto.

El valor posicional es el mal de todo esto. Sólo cuando aceptes que sencillamente no toleras el alcohol y dejes de castigarte por su consumo, podrás bajarlo de su pedestal. Llegados a este punto, lo mejor es hacer una lista de cuáles serían las ventajas y los inconvenientes de seguir bebiendo.

Esto le resultará muy esclarecedor. Le encantará descubrir que aceptar su enfermedad y hacer los cambios necesarios para ponerle fin producirá resultados satisfactorios de forma constante.

El siguiente ejemplo muestra el aspecto que puede tener una lista de este tipo:

¿Qué consecuencias negativas tendrá para mi vida futura seguir bebiendo?

- Daños físicos
- Daño psicológico
- Pérdida de empleo
- Mi pareja me deja
- Dificultades económicas
- El declive social
- Etc.

Continúe la lista como desee.

¿Qué aporta la abstinencia permanente a mi personalidad?

- Salud
- Saldo

- Vitalidad
- Valor para afrontar la vida
- Una vida familiar intacta
- Autoconfianza
- Etc.

Continúe la lista como desee.

Un balance de este tipo le facilitará decidir qué camino es el correcto. Aquí, al anotar los problemas reales atribuibles a tu consumo de alcohol, podrás tener una visión de conjunto y estimularte positivamente.

Como ya se ha dicho, se necesita una voluntad firme y mucha honradez.

Acaba con tus viejas mentiras y costumbres. Dichos como "me gusta beber", "me gusta la cerveza" y "puedes tomarte una copa" no solo son inapropiados, sino francamente estúpidos.
Estas afirmaciones son productos de desecho de la adicción. Son los "verdaderos" demonios que se apoderan de TU vida bajo el alias de "alcohol".
Porque el alcohol es neutral. No le importa si te vuelves adicto o no.

DOS TIPOS DE DEPENDENCIA

La adicción se define generalmente como las personas que muestran síntomas de fracaso cuando se retiran de su droga, que se expresan de forma diferente en cada persona. La persona puede empezar a temblar, sudar en exceso, congelarse, en casos extremos alucinar, perder el conocimiento o que sus órganos se apaguen.

Como ocurre con muchas cosas que nos dan miedo, nos ponemos anteojeras.

Rechazamos por miedo todas las señales que nos advierten de que nosotros mismos padecemos esa enfermedad.

Con las exageraciones, nos tranquilizamos de una manera fácil de entender. A menudo, estas exageraciones están tan estilizadas que no percibimos los síntomas reales en nosotros mismos.

Así que por el momento estamos fuera de peligro. Al fin y al cabo, no temblamos ni vemos ratones blancos. Así que obviamente no estamos afectados por la adicción.

Por aquel entonces, cuando se conocieron las primeras muertes por sida, todo el mundo gritaba a voz en grito: "Eso no me puede pasar a mí. ¡Sólo les pasa a los gays y a los yonquis!

Dado que en esta fase inicial los conocimientos sobre esta enfermedad estaban aún en pañales y, además, aparentemente sólo unas pocas personas con un libertinaje sexual "extremo" llegaron a ser conocidas por el público, como artistas, actores, personalidades de la escena, parecía que uno se libraba como consumidor normal de Otto.

Consternados e indignados por las diferentes vidas sexuales de estas personas, demostramos en público nuestro modo de vida puro e intocable.

Aunque éramos muy capaces de sentir compasión, al principio la condena de los afectados era más fuerte.
Si una enfermedad como el SIDA nos golpea, la mayor parte de la sociedad nos expulsa.

Lo mismo ocurre con el alcoholismo. No hay ninguna diferencia.

- A largo plazo, es tan mortal como el sida.
- Sólo afecta a un determinado grupo de personas
  (eso es lo que pensamos)
- Es igual de "dañino para la imagen".

Un bebedor "expuesto", como un enfermo de sida, también es rechazado por la sociedad porque se le equipara con el vagabundo del banco del parque y, por tanto, se le presiona para que desempeñe un papel que provoca miedo.

En el caso del vagabundo, sabemos que su consumo excesivo de alcohol es el culpable de su situación actual. Al fin y al cabo, nosotros también bebemos alcohol.

Por lo tanto, en este caso, a diferencia del SIDA, que en la lengua vernácula sólo afecta a los "homosexuales" de todos modos, se necesita un enfoque más complejo para ver a través de él.

Pongamos primero en primer plano los síntomas antes mencionados, como los fuertes temblores, las alucinaciones, y hagamos inmediatamente de ellos la vara de medir la gravedad de la enfermedad.

Pero los síntomas que la acompañan son en realidad mucho

más sutiles, ya que la adicción se divide en dos categorías.

1. dependencia psicológica
   y
2. dependencia física

Ambos tipos de adicción no tienen por qué darse juntos. La adicción física suele aparecer más tarde, cuando la adicción psicológica ya ha influido en nuestras vidas durante mucho tiempo.

No se puede generalizar la rapidez con la que una persona se convierte en psicológicamente dependiente. Sin embargo, lo cierto es que uno **es** dependiente desde el momento en que **consume** alcohol **específicamente y repite este proceso a intervalos regulares.**
Suele comenzar con el llamado consumo de alivio. Las razones no suelen ser obvias. La gente simplemente bebe para desconectar.
Al principio, uno no siente ninguna desviación de lo que la sociedad llama comportamiento "normal" en relación con la bebida.

Lenta pero constantemente, consumes alcohol con más frecuencia hasta que finalmente ya no puedes participar en ningún acto social "sin" él.
La rutina diaria se intercala con actividades que constituyen la base de los rituales.
Se bebe una copa de champán con el desayuno para activar la circulación, un chupito de aguardiente después de cenar para estimular la digestión. Y así sucesivamente.

La dependencia "psicológica" sigue ahora su curso y

termina, a través de una dosis de bebida cada vez mayor, posiblemente en dependencia física.
Entonces se cierra el ciclo entre los dos tipos de adicción.

Además del alma estimulada, ahora el cuerpo también pide a gritos la neurotoxina "querida".
Esta toxina se incorpora imperceptiblemente a nuestro sistema metabólico y pronto se convierte en una sustancia endógena necesaria para mantener el rendimiento, al igual que el calcio, el magnesio, las proteínas, etc.

Si no le das al cuerpo la cantidad que necesita, presenta los síntomas ya descritos, como temblores, sudoración, ansiedad, etc.

Pero no sólo en el caso de la adicción física recibimos una retroalimentación de nuestro equilibrio interior perturbado.
Incluso con la dependencia puramente psicológica, experimentamos una sensación desagradable.

Si no alimentamos nuestro cuerpo, es decir, nuestra mente, con alcohol, nos ponemos nerviosos, irritables y nos sentimos literalmente atraídos por la botella.
Con ninguna otra sustancia que nuestro cuerpo necesite para funcionar correctamente sabemos con tanta certeza que existe una deficiencia. El alcohol es un veneno que ocupa inmediatamente el primer lugar en nuestra vida interior. Una vez que ha echado raíces, pide a gritos satisfacción, y pobre de aquel que no ceda.

La dependencia psicológica basta por sí sola para convertir nuestra vida en un infierno.
Lo fatal de la adicción al alcohol es que no sólo está en juego

la vida del adicto. Los cambios de comportamiento provocados por la adicción también hacen miserable la vida de quienes les rodean.

Muchos reaccionan con miedo cuando se dan cuenta de que otros se han visto perjudicados por su comportamiento con la bebida. Se sienten culpables. Por eso es tan importante abordar seriamente la adicción y conocer su funcionamiento interno. Desde luego, no se puede mejorar con miedo. El miedo puede quizás ayudar a que la decisión de dejar de beber se haga realidad más rápidamente.
Pero a largo plazo, sólo ayuda un proceso de maduración constante.
Darse cuenta de que los "vagos" están al final de su carrera de bebedores y no al principio es muy aleccionador. Ellos también empezaron "pequeños" una vez. Para llegar ahí abajo, han tenido que cortar algunas ramas del árbol de su vida.

La ignorancia y la mentalidad que la acompaña, "un destino así no puede alcanzarme", es el comienzo de un largo y doloroso descenso.

¿Tiene que llegar a eso? Eso está totalmente en tu mano.

Yo también tuve suerte en mi desgracia. Gracias a Dios, no todos mis logros mundanos se fueron al garete.
Muchos de mis colegas y amigos ni siquiera se daban cuenta de que tenía un problema con la bebida. No digo "tenía" porque la enfermedad es omnipresente incluso después de años de sobriedad. Un alcohólico sigue siéndolo el resto de su vida. No te preocupes, de verdad que hay cosas peores. Lo bueno es que sólo tú puedes influir en que

te mantengas sano o no.
No se está "gravemente" enfermo durante la sequía, pero un pequeño sorbo puede cambiar esta situación.

NUNCA MÁS ALCOHOL

Este punto es inimaginable para muchos, pero para un alcohólico es una base vital.
A menudo me preguntan si un pequeño sorbo me volvería adicto de inmediato. Para responder adecuadamente a esta pregunta, tengo que explayarme un poco. No se puede explicar en una frase.

La adicción al alcohol es una enfermedad mental desde el principio. Como demuestran los ejemplos descritos, consumimos alcohol porque esperamos ciertos efectos de él.

La dependencia psicológica es el principio de la adicción. Así que yo, y hablo en nombre de todos los alcohólicos secos, tendré el escrúpulo de no volver a beber **conscientemente ni** una gota.
Esto se aplica a cualquier tipo de alcohol. Incluso una salsa que sé que está aromatizada con alcohol, no me la como. Sin embargo, a menudo he descubierto después que había alcohol en la comida que acababa de tomar, y no me ha hecho ningún efecto.

A la hora de beber, la ingesta oral de alcohol se convierte en un ritual. Sabemos exactamente qué efecto (previsto/deseado) tiene la ingestión de alcohol en nuestro organismo.

El ritual - "coger la botella, abrirla, llevársela a la boca, tragar, esperar el efecto"- está firmemente anclado en nuestro subconsciente.

Inevitablemente, asociamos cada paso individual con los demás. Así pues, beber no consiste en el proceso real y natural de tragar, sino en una compleja secuencia de hábitos. Y estos hábitos se convierten en patrones inconscientes que dejamos de percibir al cabo de poco tiempo.

La bebida, y sobre todo las "trampas" que la acompañan, acaban dando lugar a una secuencia fija de acontecimientos que, al cabo de cierto tiempo, forma un determinado patrón de tejido en nuestro organismo: se convierte en nuestro segundo "yo", por así decirlo.

A partir de entonces, este segundo yo toma el mando de todo adicto. Este "órgano de control", extraordinariamente egocéntrico, está atento a la más mínima oportunidad de hacerse con el poder para eliminar al yo real y sano.

Aunque nos sintamos fuertes y nuestra voluntad de dejar de beber sea inquebrantable, la adicción libra una batalla muy sutil e inescrutable que no ganaremos. Debemos estar siempre en guardia.

Una voluntad firme nos ayuda a dejar de beber, pero conocer las señales de una recaída que se aproxima nos ayuda a no perder el rastro. Nunca hay que subestimar la enfermedad de la adicción.

En este punto, imagina lo siguiente:

Es una persona sana mientras no alimente su alcoholismo. Está, mientras su amo no tome alcohol, casi encarcelado en su calabozo. Ahora, por supuesto, podrías decir: "Los barrotes tras los que mantengo mi adicción encarcelada a voluntad son sólidos. Nunca saldrá de ahí".

Por supuesto, tampoco deberías preocuparte todo el tiempo y ponerte a temblar a cada paso por puro miedo a un brote de este desagradable compañero de celda.

Pero, recuerda, la adicción no está "muerta", -sólo es muy paciente y tiene un tiempo infinito. Y una vez que te ha elegido, no te dejará marchar.

Sólo espera el momento en que el carcelero le dé una gota, quizá por descuido, pues ya no le teme tras un encarcelamiento más prolongado. Esta gota despierta ahora fuerzas renovadas en el preso hambriento de poder. **El adicto quiere vivir** y por eso hace todo lo posible por portarse bien para que no se le siga considerando peligroso. Espera aliviarse del encarcelamiento. Así que estate atento para no caer en este juego.

No quiero profundizar más en este tema por el momento, ya que considero que el tema de las "recaídas" es tan importante que le he dedicado una sección aparte más adelante en el libro.

Puedo responder a la pregunta planteada anteriormente: "*¿Una sola gota me* volvería adicto de inmediato?" de la siguiente manera: "Una sola gota no me *volvería adicto,* porque sigo siendo adicto incluso después de un largo periodo de *sobriedad. ¿*Por qué debería poner en peligro lo que ahora es una vida maravillosa?

Puedo vivir muy bien con mi "prisionero". Me gusta no tener que beber más. Siento verdadera simpatía por los que aún no quieren admitir su enfermedad y tiran por el retrete su hermoso y puro YO con cada sorbo.

Tampoco condenaré a ninguno de ellos, pues sé lo difícil que es decir NO al principio. Más bien, no dejaré de gritarles consignas alentadoras, pues a quien deje de dar valor al alcohol le espera un premio muy valioso.

Sinceramente, ¿cuánto tiempo quieres dejar que una sustancia adictiva gobierne tu vida? En psicología, la persona que hace lo mismo una y otra vez, pero espera un resultado diferente cada vez, es declarada demente.

¿No se puede aplicar esto también a las experiencias de un bebedor? ¿Cuántas veces tienes que levantarte por la mañana con el cráneo espeso y lagunas de memoria hasta que te das cuenta de tu situación?

LA BÚSQUEDA Y SUS OFERTAS

Especialmente en este tema, evitaré señalar "síntomas generales" científicamente probados, porque sé que, sobre todo al principio, la gente sigue buscando "señales" que les digan: "En realidad **no eres** alcohólico".

Mi preocupación es sensibilizarte *realmente* a tus sensaciones para que te reconozcas de verdad. Puede que de vez en cuando te provoque con algunas de mis afirmaciones. Tal vez, como estas pequeñas provocaciones pueden ser muy útiles, tenga que repetirme más a menudo para lograr un efecto de mayor profundidad. Por favor, téngame paciencia, sólo le beneficiará a usted.

Cuanto más profundo pienses, más probabilidades tendrás de llegar al fondo del asunto.

Tú eres un individuo. No hay un segundo tú. Ni de tu apariencia exterior ni de tu vida anímica.

¿Cómo es posible, pues, que de repente haya un acuerdo absoluto entre los primeros mensajeros de la adicción al alcohol? Y, sin embargo, los hay. Pero para que puedas utilizar estas documentaciones escritas de la forma más provechosa posible para ti, es necesario **que** también te **busques a ti mismo** en ellas, *porque* no son más que similitudes.

Incluso con los primeros mensajeros, la psique suele desempeñar el papel clave. A menudo sólo tenemos un deseo casi impalpable de beber.

No percibimos en absoluto las razones profundas. Por lo tanto, obsérvese atentamente. ¿Existe acaso una razón muy pequeña que te hace *sentir* "débil" de vez en cuando?

¿No te has enfadado un poco con tu jefe? ¿Te has sentido inferior en algo a alguno de tus compañeros durante el día?

No pienses: "¡Ahora está siendo demasiado sensible!".

Pero mis propias experiencias y mi curiosidad en las conversaciones con los afectados me han demostrado que, en efecto, son precisamente los pequeños pinchazos, apenas perceptibles, los que nos duelen en lo más profundo del alma, y que no nos tomamos en serio, y mucho menos hablamos de ellos, por esa supuesta falta de importancia.

De ahí mi sincera pregunta, que usted debería responder con la misma sinceridad:

"¿Es posible que te des un pellizco de vez en cuando para aliviar el dolor de esos lindos pinchazos?".

Por supuesto, esto no tiene por qué aplicarse a usted. Siga leyendo. Nuestra psique es un fenómeno en gran medida ajeno e inexplorado, de cuya existencia están ahora convencidos incluso los contemporáneos más críticos, pero del que se dispone igualmente de poca experiencia sobre sus efectos en la enfermedad. Sin embargo, la mayoría de los alcohólicos coinciden en que es precisamente esta parte desconocida de nuestro ser la principal responsable del brote de la enfermedad.

Por tanto, nos movemos en territorio extranjero, lo que exige extremar las precauciones.

Para ello, tenemos a nuestra disposición los "senderos" que han recorrido muchos adictos antes que nosotros y que son un ejemplo vivo de una expedición exitosa.

Ahora, para entrar en más detalles sobre los primeros signos de adicción, me limitaré a seguir estos caminos probados y a describir el sufrimiento real que se ha producido para derivar hacia nuevos caminos.

Para preservar la intimidad de las personas afectadas, me he limitado a sus nombres de pila. Aunque todos los miembros de mi grupo hablan abiertamente de su problema, no creemos que tenga sentido hacer un gran escándalo de nuestro "sufrimiento". Más adelante descubrirá por qué es así.

La historia de Walter F. es un ejemplo muy claro de cómo uno se desliza lentamente hacia la adicción sin darse cuenta.

Walter F. sólo descubrió cuándo y por qué se hizo adicto en primer lugar tras varios años de sequía.

Realizó su aprendizaje como cerrajero en una época en la que a los instructores aún se les permitía pegar a sus aprendices. El instructor de Walter a menudo descargaba su ira contra él. Lo mismo ocurrió el viernes decisivo.

Walter tuvo que aguantar mucho ese día. Primero golpes, luego horas extras.

Cuando salió de la empresa, su autobús ya se había ido y él estaba parado en el frío. El dueño de un taller cercano a la empresa de Walter estaba celebrando su cumpleaños a esa hora e invitó al chico que estaba de pie en el frío (Walter tenía 16 años en aquel momento) a tomar una cerveza con él.

Walter, que nunca había bebido nada alcohólico hasta esta ocasión, vació la botella en poco tiempo, sin saber la diferencia con la limonada.

Justo cuando había dado el último sorbo, llegó el siguiente autobús.

Al dejarse caer en uno de los incómodos asientos, sintió de repente algo grande. Su miedo al jefe se había reducido a la mitad. Probablemente la cerveza le había ablandado un poco las rodillas, pero se sentía de maravilla.

La adicción abrió su camino destructivo en ese momento. Walter no tenía entonces confianza en sí mismo para resolver sus problemas sin ayuda externa. No es de extrañar que fuera presa fácil.

Por supuesto, la adicción no se apoderó de él inmediatamente. Walter no tuvo que seguir bebiendo hasta perder el conocimiento.

Por el contrario, su sed de cerveza amarga se calmó durante mucho tiempo. Pero también aquí la adicción tenía el aliento más largo.

Durante el siguiente encuentro desagradable con su superior, Walter escuchó una voz de su interior. Recordó su primera cerveza y la sensación tranquilizadora que se instaló después en su alma.

Y luego repitió el proceso. De nuevo se bebió una botella y el efecto fue excelente, como era de esperar.

Así que empezó a consumir alcohol a propósito y lo convirtió en su compañero constante.

¿Crees que Walter habría sido consciente de este peligro en aquella época? Al fin y al cabo, no bebía todos los días y, además, la cerveza no le sabía ni de lejos tan bien como su limonada de toda la vida.

Hoy sabe, como todos sabemos en el grupo, que quien consume alcohol conscientemente tiene un problema con el alcohol, le guste o no. Hace que sus sentimientos mentales dependan de esta droga.

Llegó un momento en que Walter F. ya no era capaz de librarse de la más mínima molestia sin antes beber un sorbo. La conducta de beber, que al principio parecía inofensiva, terminó al cabo de treinta años con una desagradable pancreatitis. Ahora se veía obligado, si quería seguir viviendo, a resolver sus problemas sin alcohol.

Y he aquí que funcionó. Nada había cambiado desde que estaba seco al principio. Seguía enfrentándose a sus viejos problemas, a los que se añadían otros nuevos cada día. Sólo con la renuncia al alcohol no conseguía mejorar visiblemente sus condiciones de vida. Pero aprendió a hablar de sus problemas, a buscar apoyo en un grupo y, así, a no dar más poder a la adicción.

Walter primero "necesitó" una enfermedad física real para cambiar su vida. Ese fue su punto más bajo personal y, al mismo tiempo, la base de la nueva vida.

Aquí queda claro que un alcohólico puede vivir sin ser reconocido en una sociedad intacta. En el caso de Walter, afortunadamente, aún no se había llegado a la decadencia social. Seguía teniendo un trabajo y unos ingresos regulares y, debido a sus modales ya reservados, nunca había llamado la atención como bebedor.

La carrera de bebedor de Roland P., en cambio, fue diferente. Aunque tras un largo periodo de abstinencia, él también recordaba que al principio había bebido alcohol sobre todo para reducir su timidez hacia el sexo opuesto.
En consecuencia, también utilizaba el alcohol para alcanzar un estado deseado. Las razones *por las que* bebemos pueden ser siempre diferentes. El hecho de que exista una razón permanece.

Sin embargo, a Roland P. ya le costaba controlarse, como contó al grupo. Una vez que se había tomado una cerveza, no le resultaba fácil parar. Las lágrimas de película estaban a la orden del día.
Bebía para armarse de valor. Lo que escuchó entonces de su amada después de muchos bailes le asestó un duro golpe: "Serías un buen tipo si no bebieras tanto".
Ironías del destino. Sin alcohol no se atrevía a acercarse a una chica, con alcohol nadie le quería.
Tras estas experiencias, se sintió desdichado. Luego volvió a suprimir este abatimiento con alcohol, por supuesto. Y así durante muchos años, hasta que finalmente le dijeron que su estómago y su esófago estaban a punto de reventar. El alcohol había destruido completamente las mucosas. Si hubiera seguido bebiendo, lo más probable es que se hubiera desangrado internamente en poco tiempo.
Como los alcohólicos son en su mayoría personas sensibles y apegadas a la vida, Roland decidió llevar una vida libre de adicciones.
Él también sigue en el grupo tras diez años de sobriedad y agradece haber podido adquirir tantos conocimientos gracias a su adicción.

La carrera de Monika S. como bebedora apenas se notaba. Llevaba años sufriendo de tensión baja, lo que a menudo le quitaba el ánimo. Por consejo de su médico de cabecera, bebía una copa de champán cada mañana.

De hecho, esta inyección de alcohol aceleró su circulación y se sintió bien. Además, se mantuvo en la cantidad prescrita. Monika S. hizo su trabajo y no volvió a beber alcohol.

Tampoco se le habría ocurrido convertirse en adicta. Pero la adicción también encontró refugio en ella. Un día, su primer día de vacaciones en los Alpes suizos, no encontró champán en el bufé del desayuno de la pensión.

Empezó a respirar con pánico, sudaba y tenía una sensación opresiva en el pecho. Su pulso se aceleraba y una indescriptible sensación de miedo le oprimía la garganta.

Inmediatamente le vino a la cabeza: "Necesito una copa de champán".

Cuando sintió este pensamiento surgir en su interior, se sintió avergonzada. Se concentró en su respiración, aspiró el aire lentamente por la nariz y exhaló aún más despacio por la boca. Pero nada le ayudó. Sólo cuando se armó de valor y pidió una botella de piccolo a la camarera, su organismo se calmó un poco. Después de la primera gota, que tragó con avidez pero también con miedo, se sintió mejor de repente.

Sin embargo, durante muchos años dejó de lado la idea de la adicción. No fue hasta quince años después de tomar regularmente esta droga milagrosa cuando de repente se encontró al final de su carrera como bebedora.

Ya nada funcionaba. Una mañana, el vaso no le llegaba a la boca. Temblaba tanto que casi lo derrama todo.

Temerosa de no poder ingerir la sustancia necesaria, cogió el frasco con ambas manos y se bebió todo el contenido con avidez.

Ahora que su cuerpo volvía a estar en paz, sabía con absoluta certeza que necesitaba ayuda. Se puso en manos de un consejero de Blue Cross, que inmediatamente le aconsejó que se sometiera a una desintoxicación hospitalaria seguida de terapia (más adelante hablaré en detalle de la desintoxicación y la terapia).

Monika también sigue sobria a día de hoy. Sin duda, su recuperación se benefició enormemente de la decisión de buscar ayuda profesional.

El curso de una enfermedad adictiva es diferente para cada persona, pero a menudo termina de la misma manera.

Por desgracia, este final no siempre parece tan feliz como en las carreras de bebedor descritas anteriormente. Las personas que no quieren reconocer su adicción o aceptar que son adictas se encuentran en la cuneta antes de lo que hubieran deseado, donde luego perecen solas y sin calor.

Para que puedas reconocer estas señales de advertencia en ti mismo, a continuación te daré una pequeña lista de signos físicos que indican claramente que existe una adicción al alcohol.

Cuando aparecen estos síntomas, se puede suponer que existe no sólo una dependencia psicológica, sino ya física.

Estos "rasgos identificativos" no tienen por qué darse en orden, ni esta lista pretende ser exhaustiva.

Cada señal individual indica por sí misma adicción o un comportamiento anormal de consumo de alcohol y daños físicos preexistentes.

Del mismo modo, la intensidad respectiva no está sujeta a ninguna norma. Por lo tanto, examínelas con la misma honestidad con la que ha respondido a todas sus preguntas hasta ahora.

- náuseas matutinas hasta vómitos
- Temblor de manos
- Temblor del cuerpo (similar a la congelación)
- aumento del nerviosismo durante incluso
- Descansos impuestos para beber
- Sudaderas
- Trastornos del sueño
- Sobreexcitación
- Necesita mayores cantidades
- De repente toleras menos
- No puedes dejar de beber
- Lágrimas de película
- Ojos rojos con un tinte amarillento (daño hepático grave. Acuda inmediatamente a un
- Doctor on)
- Dolor bajo la costilla inferior derecha
- Pérdida de apetito
- pérdida de peso superior a la media
- Vasos sanguíneos visibles en la cara (enrojecimiento facial)
- Arritmias cardíacas
- Trastornos circulatorios
- aumento de la presión arterial
- Enzimas hepáticas elevadas
- Ansiedad
- Alucinaciones durante la abstinencia de alcohol (afección potencialmente mortal. Inmediatamente

- llamar a un médico)
- Te sientes indefenso sin alcohol
- Uno espera con impaciencia las ocasiones para beber (por ejemplo, una fiesta, la celebración de un cumpleaños, etc.)
- Buscas razones para justificar tu consumo de alcohol
- Uno hace trampa, al declarar la cantidad real bebido
- ("Sólo he bebido dos cervezas". Los diez aguardientes están ocultos).
- Se encuentran todas las excusas. "Bebo porque me gusta beber". La verdadera razón se oculta. O
- "No me gustan los zumos de fruta. Me gusta la cerveza, etc."
- Bebida secreta
- Consumo regular de alcohol
- Beber cuando te sientes mal
- Beber cuando se encuentra especialmente bien
- Beber sin moderación
- Consumo desordenado (no puede ser consumo por placer)
- Beber y luego conducir (el deseo de beber ya es mayor que el sentido de la responsabilidad).
- desgana general
- El trabajo se convierte en tortura
- las enfermedades leves frecuentes acostumbran a quedarse en casa
- las pequeñas enfermedades sirven para autocompadecerse. Se bebe más
- Disminuye la autoestima
- autocompasión general. "No le gusto a nadie"
- Se descuida el cuidado corporal

- el hogar se encuentra en estado de deterioro
- Se cancelan las invitaciones de amigos (miedo a no conseguir alcohol allí)
- Los motivos de indisposición física son fingidos
- No comprende su comportamiento anormal con la bebida
- Cambio de conciencia (ya no eres la misma persona)
- Tendencia a las brutalidades
- Insultas a tu compañero de vida
- Falta de fiabilidad
- etc.

Por supuesto, las personas que no beben alcohol también se ven superadas de vez en cuando por alguno de estos estados o movimientos emocionales descritos. A estas personas tampoco se les dirige la palabra.

Sólo quienes corren riesgo de adicción o ya son dependientes debido a un comportamiento inusual con la bebida deben sentirse abordados aquí. Especialmente para los afectados que conviven con un alcohólico irracional, ésta podría ser una buena forma de desenmascarar su "Pappenheimer".

Por supuesto, esta exposición sólo debe servir a un objetivo positivo y no llevar al adicto más lejos en su adicción.

Para comprender mejor el comportamiento de un alcohólico "húmedo", pasamos al siguiente punto.

LA HUIDA HACIA ADELANTE

El peor momento para un bebedor es cuando es descubierto

como tal por los demás. Las reacciones a su "salida del armario" involuntaria varían mucho:

- Lo niega todo.
- Las botellas vacías que ha depositado por todas partes no son suyas, dice.
- Su bandera proviene del vaso "UNO" que acaba de beber.
- Afirma que puede dejar de beber en cualquier momento.
- etc.

Como resultado, a menudo desarrolla una inmensa fuerza de voluntad. Se fuerza a sí mismo a no tocar ni una gota, sin importarle todos los peligros de la abstinencia radical, que tiene lugar en casa sin supervisión médica.

Una vez que ha liberado su cuerpo del veneno, vuelve a sentirse bien y, literalmente, se jacta de esta hazaña. "Ya ves, no necesito alcohol. Lo que siempre piensas de mí".

Sorprendentemente, la adicción apenas le molesta durante esta fase. No siente el menor deseo de tomar ni siquiera un sorbo.

Vuelve a valorar su aspecto, tal vez incluso hace algo de deporte y gana carisma rápidamente.

En resumen, parece haberse curado milagrosamente. Como sus congéneres tampoco tienen mucha experiencia con esta insidiosa enfermedad, parece que el mundo vuelve a estar bien para todos.

Pero cuidado, esto suele ser sólo una fase.

NO BASTA CON DEJAR DE BEBER

Ahora estarás pensando: "¡Seguro que no se conforma con nada! Él mismo dijo que si eres alcohólico, ¡no puedes beber más!". Es cierto, pero también he dicho que se necesita algo más que una voluntad firme para lograr una abstinencia duradera.

A saber, un buen conocimiento de cómo funciona esta enfermedad adictiva.

Es precisamente durante esos breves periodos de deshabituación, que a menudo se denominan recaídas por ignorancia (trataremos de las verdaderas recaídas en el capítulo 4), cuando la persona afectada pierde una enorme cantidad de autoestima.

Porque, desgraciadamente, después de varias semanas de probarse a sí mismo, está demasiado sediento. Ha destronado la adicción que ya estaba firmemente anclada en su psique. Ya no se le presenta como EL gran peligro, "como le habían hecho creer".

Después de todo, ha demostrado que puede dejar de beber cuando quiera. ¿Qué diablos tiene que ver ahora con la adicción? A primera vista, suena incluso plausible.

Ha triunfado sobre su adicción, aunque sólo sea por poco tiempo. Pero aquí es donde entra en juego el modo de acción de la enfermedad. La adicción ha vuelto a mostrar su mejor cara. Ella ha cedido a su deseo de ser la dueña de la casa. Se ha mostrado derrotada y ha mostrado toda su admiración por él.

Y él, en el supuesto candelero del éxito, como un actor envejecido y vanidoso al que hace años que no le piden un autógrafo, se ha dejado celebrar por su "único admirador" como un héroe valiente e irrefutable.

La adicción en este caso era el zorro astuto y él la liebre ingenua, y cayó por completo. La liebre abrió la jaula del zorro y volvió a lanzarse sobre él.

Desgraciadamente, yo mismo he abierto las rejas con bastante frecuencia y sé de qué dulces maneras el zorro puede hacer cumplidos. Por eso también puedo decir con certeza que hay que estar constantemente en guardia contra estos halagos.

Es muy comprensible que, dada la imagen que tenemos del "auténtico bebedor", queramos evitar a toda costa que nos etiqueten como tal.

No es de extrañar, pues, que emprendamos la huida y luchemos contra él con todas nuestras fuerzas. Pero mientras le atribuyamos este alto valor al alcohol, este juego se repetirá una y otra vez.

La adicción sabrá igualmente cómo reclamar su territorio, y tiene mucha más experiencia de la que nosotros tendremos jamás. Puede que esto le suene a doble personalidad, y es exactamente lo que es. Un alcohólico se convierte prácticamente en un agente indirecto de su adicción y es incapaz de controlarla. Es asombroso lo profundamente que la enfermedad penetra en nuestra psique. Quiere ganar a toda costa y establece constantemente nuevas reglas del juego que, una vez que las hemos comprendido, hace tiempo que han vuelto a cambiar.

Si la adicción percibe el más mínimo viento en contra, anula inmediatamente sus velas. No quiere destacar como "parásito". Teme que te liberes de ella, privándola así de su existencia.

Como ven, caminamos sobre hielo muy fino. Pero el hielo nos sostendrá si confiamos en quienes nos han demostrado que el alcohol no tiene por qué desempeñar un papel en nuestras vidas. Estas personas conocen el camino que conduce sobre esta fina capa de hielo.

La adicción siempre intentará sacarte de tus casillas. Se hará tan pequeña como un ratón. Apenas perceptible, anidará en tu interior. Si el nido estuviera en tu casa, llamarías a un exterminador para que ahuyentara a la cría para siempre. En su caso, tendrá que hacer este trabajo usted mismo.

Y eso significa en lenguaje llano: "¡Deja de engañarte a ti mismo y a los demás!".

Deja de pensar que el alcohol es el sentido de la vida. Mira las caras de los que se emborrachan continuamente.

¿Les tienes respeto? No, entonces ¿por qué debería alguien tenerte respeto cuando te has servido otra?

Qué demonios tiene de agradable correr constantemente el riesgo de poner tu vida en manos de una bestia egocéntrica sedienta de poder. Toma tu vida en tus propias manos.

Libérate de la idea de que el alcohol forma parte de la vida.

¿Por qué no eres abierto con las personas que quieres y no les mientes todo el tiempo?

No mereces que te consideren un mentiroso. Al igual que los que te rodean no merecen que les mientas.

¿Qué puede haber más hermoso que mirar a los ojos a tus propios hijos o a tu preciada compañera de vida con claridad y sobriedad?

Es una sensación maravillosa cuando uno puede mirarse profunda y sinceramente a los ojos. No hay nada más hermoso que el amor que salta a la vista.

Ponte en la situación de lo que debes sentir cuando tu pareja, tu padre o tu madre te abordan con un desagradable olor a alcohol.

Como miembro de esta sociedad, como padre y como pareja en una relación, también tienes cierta responsabilidad. Y si no puedes hacer frente a esta responsabilidad, busca ayuda y la encontrarás.

No eres el único con problemas. Pero si sigues resignándote a que tu adicción, de la que nadie te hará responsable si haces algo al respecto, determine el resto de tu vida, puede que pronto te encuentres completamente solo.

No quiero asustarte, pero nunca subestimes la tenacidad de los ofendidos.

El problema del alcohol no te afecta a ti solo, aunque es demasiado humano revolcarse solo en la autocompasión, pero el alcoholismo es un problema de pareja.

Todo alcohólico arrastra consigo inevitablemente a sus semejantes. Si pierde su trabajo por culpa de la bebida, su familia se va al garete con él.

Pero la principal razón para poner a la bestia del alcohol entre rejas de una vez por todas eres tú mismo.

Tienes derecho a una vida libre y plena, sin restricciones. Aunque vivas solo, sin familia, mereces dedicarte a tus aficiones y placeres sin trabas.

Todos nacemos como individuos libres e independientes. La esclavitud está abolida desde hace mucho tiempo.

Somos dueños de nuestras vidas y nadie tiene derecho a manipular nuestra salud.

Si dejas que la adicción continúe, te esclavizas y te privas de tu libertad personal.

Para aprender la verdadera libertad, debes verte en situaciones maravillosas lo más a menudo posible.

Visualiza momentos en los que dominas con confianza, naturalidad y calma problemas que antes sólo habrías podido soportar en estado de embriaguez.

Entonces siente intensamente el respeto que entonces se te muestra y recuerda siempre: "Primero fue el pensamiento".

Si, efectivamente, has tenido que encajar algunos golpes bajos en el transcurso de un día, busca en ellos efectos secundarios positivos de los que puedas beneficiarte en el futuro.

Cada experiencia que parece negativa a primera vista es una oportunidad de crecimiento personal.

Para todo alcohólico es muy importante fijarse en las cosas positivas de la vida.

Esto requiere un entrenamiento intensivo al principio, pero como todo en la vida, se puede aprender.

Todo tiene dos caras. Depende de qué lado quieras vivir. Mientras le des al alcohol la más mínima importancia, no conseguirás pensar realmente en positivo, porque siempre estarás buscando un motivo para emborracharte.

Asegúrate de buscar cada día razones por las que una vida sin esta droga es mucho más valiosa.

Piense en la persona que será entonces. Una persona que descansa en sí misma y está dispuesta a absorber cada día nuevos conocimientos que le ayudarán a crecer desde el problema del alcohol y no a romper con él.

Un hombre muy simpático de mi grupo, que lleva sobrio muchos años, me contó una vez una conversación con su pastor que tuvo lugar poco después de que él empezara su sequedad, en un momento en el que él mismo aún no estaba detrás de su decisión.

El núcleo de la conversación fue: "Padre, ¿por qué me ha tocado a mí esta enfermedad? A lo que el sacerdote respondió: "¡Dios debe de quererte mucho para haberte dado esta oportunidad!

Hay que reconocer que no es fácil comprender la verdad que se esconde tras estas palabras, pero sí, es una oportunidad que sólo se le presenta a quien domina este problema. Estoy seguro de que lo sabrá al final del libro.

LOS ALCOHÓLICOS SON LOS MEJORES ACTORES

En cuanto el adicto reconoce su comportamiento anormal con la bebida, se pone la "máscara", como hace un actor antes de actuar. Allí se pone la cara adecuada que necesita para la representación social concreta.

Comienza su gran entrada. Una "obra" para la vida y la muerte, para el bien y el mal. Sus antenas son ahora muy receptivas.

En cada pequeña expresión relativa a su persona, ve un ataque a su vida y se siente profundamente ofendido.

En esta fase de dependencia, es como una mimosa. Debido a su actitud y a su forma de pensar, cada vez queda más marginado.

Por tanto, el lema es: "No te descubras".

Puede oír literalmente crecer la hierba. Disimular la adicción y comportarse con total normalidad requiere una fuerza enorme. Y nadie debe darse cuenta de que actúa según su "guión interior".

Cada día reescribe el guión. Pero como carece de un apuntador que le susurre el texto en constante cambio, a menudo bebe aún más para mantener la calma.

Sólo cuando ha tomado la cantidad necesaria vuelve a tener

un poco más de confianza.

Por supuesto, también depende de su personalidad si es tímido por naturaleza o más bien descarado.

Muchos incluso se sienten muy seguros de sí mismos en esta fase y prácticamente dan la vuelta a la tortilla:

"A quién le importa si bebo o no. Puedo hacer lo que quiera". Este

Al "tipo bebedor" a menudo le resulta difícil dejar salir su problema, porque por naturaleza encarna al duro e inmutable contemporáneo.

Encontramos esta característica tanto en hombres como en mujeres. Los signos y comportamientos suelen ser los mismos. La única diferencia es que encontramos menos mujeres en las mesas de los habituales, donde precisamente este tipo de hombre suele asumir la posición de líder.

En la mesa de los habituales, el hombre que aguanta el alcohol sigue siendo un tipo de verdad. Aquí no se le reprende por su comportamiento si ha bebido demasiado. Al contrario, aquí quieren ver rendimiento.

Así que empieza a medirse con las normas que imperan allí.

Entonces adopta esta medida como "normal" e incluso reduce a corto plazo su problema con el alcohol. De este modo, su conciencia se tranquiliza por el momento.

Debido a su comportamiento intransigente, este tipo sólo puede ser detenido en la práctica por una enfermedad física, o por un superior descontento.

"¡Irás a rehabilitación ahora o te despedirán!". Como necesita urgentemente el dinero para su vida disoluta, en realidad se pone en manos de un balneario. Pero en lugar de perspicacia, allí obtiene más conocimientos para poder

encubrir aún mejor su "supuesta" enfermedad en el futuro.
Pero al menos considera que esta abstinencia de alcohol a corto plazo es una prueba más de que la silenciosa constatación de que tal vez tiene un problema con la bebida es pura imaginación.

Su mayor problema es el alto estatus de esta droga social. Aunque sufra muchos reveses en esta etapa, sólo buscará razones para justificar su conducta de bebedor.
Esta "tozudez" la muestran muy a menudo las personas más sensibles cuando se dan cuenta de que, efectivamente, el alcohol es un problema para ellas, pero no saben o no pueden imaginarse vivir una vida "sin" él.
Ni siquiera la certeza de que su extraño comportamiento con la bebida podría llevarles a tocar fondo algún día les impide seguir bebiendo.
Es precisamente esta certeza la que les lleva a exagerarlo todo. Tienen miedo de un futuro sin alcohol. ¿Cómo van a afrontar sus problemas sin beber?

Así que te rindes por dentro y vuelves al escenario y a la obra macabra de nuevo, titulada "Beberemos hasta morir y arrastraremos a las profundidades a todos nuestros allegados".
Es terrible lo que uno pasa en esta fase. Sabes que otras personas viven vidas limpias y fiables y piensas que tu propia incapacidad para hacer lo mismo es una debilidad o un castigo impuesto por Dios.
El odio a uno mismo se convierte entonces en un acto destructivo de lucha en el que, por desgracia, también perecen las personas que nos quieren.
"¿Cómo puede alguien tener buenas intenciones conmigo?" suele ser el pensamiento dominante. El bebedor no está de

acuerdo consigo mismo y, sin embargo, cada día justifica de nuevo su comportamiento.

Cuando su compañero le dice: "Bebes demasiado", él se limita a sonreír con arrogancia. "¿Qué sabes tú de mí? Bebo porque me gusta", es la respuesta habitual.

Por supuesto, la respuesta vuelve a diferir de un "tipo" a otro. El resuelto responderá como arriba, mientras que el más sensible podría contestar con un "no soporto la presión sobre mí de otra manera".

Ahora ves por ti mismo que depende de tu actitud personal si quieres llevar el gran espectáculo a la perfección o si prefieres recibir ayuda. Hay que reconocer que yo también me dejé ayudar muy a menudo, pero debido a la ignorancia de mi mujer sobre la adicción al alcohol, por desgracia nunca recibí ayuda de verdad. Sus respuestas a mis preguntas eran probablemente sinceras, pero sólo me hicieron más dolorosamente consciente de mi incapacidad, lo que a su vez me llevó a nuevas escapadas.

La inventiva de un borracho es entonces inconmensurable. Al revelarse a su pareja, cuyas respuestas le avergüenzan aún más sin querer, puede sumirse aún más en la depresión.

Para no parecer un debilucho en el futuro, juega a un juego aún más pérfido. Se vuelve cínico, insulta y humilla a su servicial compañero para elevarse un poco.

Mientras mantiene su nivel de alcohol, disfruta plenamente de este papel. Si el nivel baja, con lo que vuelven sus sentimientos de culpa y vergüenza, sigue bebiendo.

Este consumo de alcohol puede incluso tener lugar en público, pero estará limitado de forma demostrativa.

Puede asegurarse de tomar algo sin alcohol después de la tercera copa para demostrar deliberadamente que su pareja está equivocada. Su única ambición ahora es vengarse de las insinuaciones mezquinas que se han hecho contra él. Está claro que se controla.

Este comportamiento supone para él un auténtico "dopaje cerebral o de personalidad". Se catapulta al trono de un déspota.

No es de extrañar que pronto se sienta solo en este papel y que su público, una raza de pie "inferior", ya no se ría con sus chistes.

Puede pasar mucho tiempo hasta que abandone su duro estado de "ahogado". A menudo para entonces el matrimonio está destruido y las amistades destrozadas.

Cuando toma conciencia de su soledad, cae completamente en las profundidades. Por fin despierta o finge pedir perdón. "¡Le prometo solemnemente que no beberé más!". Si la pareja acepta, y posiblemente haga más peticiones, diga sí y amén con remordimiento.

En este punto, ahora tiene que darse cuenta una vez más de lo débil que es. La adicción disfruta de su posición de poder en este momento. No quiere renunciar a su víctima sin luchar.

Por un lado, el adicto no quiere poner en peligro su relación de pareja; por otro, la presión de la adicción es cada vez mayor. ¿Cómo va a gestionar todo esto?

Está absolutamente abrumado. Pero ahora a hablar de nuevo con la pareja, que ahora piensa que todo va a ir bien y que tiene el problema del alcohol bajo control?

¿Quién puede ayudar ahora?

Y esto es lo que la enfermedad ha estado esperando. Le está preparando para una nueva batalla, y esta se llama: ocultación.

SECRETAMENTE EXTRAÑO

Para progresar realmente, debe recordar siempre que es posible que no pueda transferirse a sí mismo las correspondencias abs**olutas** de los procesos y comportamientos descritos.

Sería imposible extraer todos los detalles de un ejército de bebedores. Mucho más valiosos son los impulsos positivos de que la victoria sobre la adicción está muy presente y no es en absoluto imposible.

Precisamente porque la bebida secreta tiene lugar en nuestra intimidad más profunda, muchos sólo pueden hablar de ella abierta y honestamente al cabo de los años. Algunos nunca saltan por encima de su sombra porque aún se avergüenzan de ello.

Pero prometo no andarme con rodeos, tanto si se trata de mi vida como de la de mis voluntariosos interlocutores.

La bebida secreta fue y es para mí el tema más interesante después de mi carrera de bebedor por excelencia. Es inimaginable lo enfermo que te puede poner el alcohol.

A los bebedores se les ocurren las ideas más imposibles para ocultar al público su consumo de alcohol.

Pero después de un tiempo de sequedad, puedes reírte a carcajadas de tus actos. Te hace muy feliz saber que has roto el poder de la adicción. La adicción es la culpable de un cambio de personalidad que a veces se expresa de forma grotesca. Me refiero a mi antigua persona como "Dr. Jekyll y Mr. Hyde".

En realidad poseía dos caras, con Mr. Hyde dominando bastante pronto. Cuando pienso en el hecho de que bebí alcohol por primera vez cuando tenía unos 20 años y en lo que se convirtió en los doce años siguientes, sólo puedo responder muy seriamente: "Gente, cuidado con el diablo en forma de ángel".

Por aquel entonces, cuando di el primer sorbo, las rodillas me flaquearon de inmediato y mi entorno empezó a girar.

Muchos de mis amigos de entonces ya sabían beber correctamente. No era raro oír: "Tío, qué debilucho eres. Ni siquiera puedes beberte una cerveza sin caerte". Con mi confianza en mí mismo, que de todos modos no era muy fuerte en aquella época, esto me cayó como un rayo. Yo, que había nacido para ser atleta, me había convertido en un marginado por mi estilo de vida saludable. Quería demostrárselo.

Fui lo bastante estúpido como para sentarme en el salón de casa de mis padres por la noche y beber lentamente una cerveza con "fines de entrenamiento". El efecto fue devastador. Mi organismo "limpio" luchó con todas sus fuerzas contra este veneno. Me sentí mal y tuve que vomitar. "Supongo que los otros tienen razón después de todo", pensé, y continué el entrenamiento con toda la ambición de que disponía.

En mi entorno familiar, tampoco tuve modelos "sobrios". Todos bebían alcohol. Y todos eran personalidades respetadas con el correspondiente estatus social.

Quería ser como ellos. Con el tiempo, por fin pude mantenerme firme en el mostrador.

A medida que aumentaba mi tolerancia al alcohol, mi estima aumentaba considerablemente. De repente yo era uno de ellos.

Por supuesto, en ese momento no pude ver que antes me envidiaban en silencio, por mi estilo de vida deportivo y puro. El respeto que me mostraron después fue, en última instancia, sólo el resultado de su acertada estrategia de igualdad. Me habían puesto a su nivel sin tener que trabajar ellos mismos.

Pero primero hay que ver a través de eso. Cuando unos años más tarde recogí los frutos de mis incesantes esfuerzos, me horrorizó comprobar que algunos de los "culpables" hacía tiempo que habían dejado de beber, otros probablemente seguían bebiendo sin ser adictos y unos cuantos estaban pasando por lo mismo que yo.

Pero sólo me sirvieron de consuelo durante poco tiempo. Ahora quería volver a medirme con los que ya no bebían.

Pero estos amigos no querían saber nada más de mí. Pero para volver a ser respetado en su círculo, empecé a beber a escondidas.

Exteriormente el viejo deportista de nuevo, e interiormente un desesperado compinche de la adicción.

Bebí en el coche. Bebía en el sótano. Bebía por la noche, cuando mi mujer ya dormía. La adicción exigía ahora todas mis fuerzas.

Para sobrellevar el "estrés" (abundaban los motivos) en el trabajo, puse una ración de hierro debajo del asiento del conductor. Cada vez más a menudo me escapaba de la oficina para repostar.

Ya no tenía hambre. Obtuve todos mis nutrientes del coñac y el vino espumoso.

Lo que había empezado tan inofensivamente con una cerveza costaba ahora una fortuna, acompañada de una calidad de vida en constante declive.

Luego estaban los innumerables potenciadores del aliento, como chicles y caramelos mentolados, que aún hoy chupo, pero sólo para evitar posibles olores a ajo.

Al principio de mi sequedad, durante algún tiempo no me

atreví a tomar estos dulces porque temía que la gente sacara conclusiones equivocadas. Pero con el tiempo, uno se eleva por encima de ciertas cosas.

Ya ves lo confuso mental que puede llegar a ser uno.

Volviendo al tema.

En realidad, beber en secreto es el resultado del comportamiento de las personas cercanas.

Nos prohíben constantemente beber o al menos controlan la cantidad que bebemos. Nos molesta que nos recuerden constantemente nuestra adicción.

Así que bebemos de tal manera que ya no se dan cuenta. Estas personas ven entonces que nos esforzamos por beber menos y (quizá) subimos un poco en su estima.

"Engañados", nos reímos para nuestros adentros, sin darnos cuenta de que la estrategia de la adicción es mucho mejor que la de nuestra mente, y la adicción es la que tiene motivos para sonreír.

No nos damos cuenta de que sólo somos marionetas.

Al fin y al cabo, la vida sólo consiste en una planificación de reabastecimiento que funciona cada vez mejor. Pensamos, planificamos y actuamos sólo según los deseos de nuestra adicción y no nos damos cuenta de lo lejos que estamos de la vida real.

Esta bebida clandestina requiere una enorme cantidad de fuerza, una fuerza que en realidad uno ya no posee a estas alturas.

Como en esta fase la adicción nos domina por completo y nos sugiere sin cesar que ya no podemos seguir viviendo sin la sustancia demandada, nos debatimos en una especie de lucha a muerte.

Se movilizan todas las reservas disponibles.

Debido a este elevado esfuerzo físico, estamos completamente "bombeados". Ahora bien, en muchos casos, el efecto del alcohol golpea como una bomba. Como resultado, incluso con alcohol ya no funciona nada, pero sin él tampoco "podemos".

Hemos llegado a un punto en el que, por puro instinto de supervivencia, nos recetamos veneno del frasco. Las provisiones no deben agotarse nunca, de lo contrario se acabó la paz interior.

La bebida secreta se lleva a la perfección. Ya no basta con engañar a la familia y los amigos, sino a todas las personas con las que nos cruzamos a diario.

A través de mis interlocutores he oído hablar de métodos tan pérfidos, ejecutados con enorme convicción, que Hollywood daría un Oscar por ello cualquier día.

Ahora quiero contarles algunas historias que una persona "cuerda" sí consideraría una muy buena broma.

Un hombre de mi grupo de apoyo compraba tres periódicos y tres amargos en el quiosco todos los días durante su etapa de bebedor secreto.

A primera vista, no hay nada malo en ello. "No es más que una persona muy servicial que piensa en sus compañeros de trabajo", se dirá ahora.

Pero, por desgracia, no era simpático en absoluto, sino que estaba indeciblemente enfermo. Tiró dos periódicos a la papelera y se bebió los tres amargos solo.

Así conseguía la ración que necesitaba sin parecer sospechoso. El quiosquero aumentaba sus ventas de periódicos y el pobre recibía su "elixir de la vida" sin llamar la atención.

Otro se emborrachaba todas las noches después del trabajo. "Nunca le vemos beber alcohol", decían sus compañeros, "y sin embargo siempre está borracho al final del día".

Sólo tras un largo periodo de abstinencia reveló su secreto. En aquella época comía kilos de naranjas. "Y qué, eso es sano", decimos, "por supuesto", pero si se inyecta previamente licor de alta graduación en los cítricos con una jeringuilla y se comen diez al día, también tienen su efecto.

La mujer de otro alcohólico se quedó sin palabras. Vigilaba a su marido en todo momento. Puso patas arriba todo el piso, el garaje y la caseta del jardín. No había botellas ni otros recipientes por ninguna parte.

Y, sin embargo, después de un día de jardinería, estaba borracho. Ella creía que tal vez el alcohol ya no era descompuesto por su cuerpo y por eso estaba constantemente bajo los efectos.

Al final, no encontró ninguna explicación plausible. También en este caso, el misterio no se resolvió hasta muchos años después.

Las camas y los caminos del jardín estaban forrados con botellas vacías. Ya sabes cómo es esto, pones botellas vacías de cabeza en el suelo para que la forma de las camas individuales quede claramente delineada.

Por desgracia, su marido cambiaba regularmente las botellas vacías por otras llenas y así se aseguraba el suministro. Así podía saciar rápidamente su sed en un momento sin ser observado y sin que su mujer sospechara nada.

Rellenar en secreto botellas vacías con agua es un viejo truco. Los métodos más "exóticos", en cambio, tienen mucho más atractivo. Como el que utilizó un ama de casa que también llevaba años bebiendo, para disgusto de su marido. Colgaba las botellas por la ventana con una cuerda. No importaba cuántas veces él inspeccionara el piso, sencillamente no había alcohol en la casa y ella seguía arrastrando las palabras por la noche. Pero a una persona sana simplemente no se le ocurre este truco.

A otra mujer que compartía piso con una amiga también se le ocurrió algo muy especial. Con esta idea, mató dos pájaros de un tiro. Las botellas nunca se encontraban y, al mismo tiempo, se mantenían frías. Guardaba las raciones en la cisterna del retrete.
Probablemente no la habrían descubierto si también hubiera vaciado su depósito secreto de vez en cuando.
Pero cuando la caja se llenó hasta los topes de envases vacíos, ya no cabía más contenido.
El fontanero llamado por la novia hizo estallar la bomba. Un final embarazoso que en un principio hizo que la víctima buscara métodos más sofisticados.

El truco del termo con aguardiente frío en lugar de café caliente tampoco es nada nuevo.

Pero transformar todo el interior del salpicadero de un coche en un depósito de petacas es mucho más atractivo.
No fue hasta un accidente cuando se descubrió al inventor de este original depósito de combustible. El fuerte impacto hizo que la carrocería se rompiera, y con ella varias botellas vacías que se esparcieron por la carretera.
Tras el análisis de sangre, se comprobó que el conductor tenía una tasa de alcoholemia de 3,5 por mil. Desgraciadamente, este suceso aún no ha servido para que el afectado reflexione sobre su comportamiento con la bebida. A día de hoy sigue bebiendo alegremente,

engañando a sus amigos y, ante todo, a sí mismo, probablemente sin carné de conducir, pero eso fue todo.

Algunas personas sólo aprenden cuando ya es demasiado tarde.

Otros depósitos que se mencionan a menudo son los floreros, las regaderas, las carpetas Leitz y también los buzones.

No te imaginas cuántas botellas caben en un buzón. Este lugar también está relativamente a salvo de accesos no autorizados. Eso sí, tienes que llevarte la llave de repuesto para que tu pareja no vaya "estúpidamente" a buscar el correo.

Pero por mucha precaución que se tenga, lo imposible sigue siendo posible. La persona en cuestión me dijo que había perdido la llave en algún momento en estado de embriaguez, tras lo cual su mujer, encantada con su repentina aparición, fue finalmente a buscar el correo ella misma.

Las botellas cayeron hacia ella con un fuerte estruendo y se hicieron añicos en el suelo, tras lo cual él

oyó maldecir en voz alta mientras dormitaba.

Ese día, la casa estaba en muy mal estado.

A pesar de su divertido valor de entretenimiento, estas historias tienen naturalmente un trasfondo muy triste. A ningún director se le ocurrirían ideas tan disparatadas.

Quizá esto ayude ya a las personas que conviven con un bebedor a ponerse las pilas y a no dudar constantemente de sí mismas y de sus miedos y observaciones.

Porque a menudo le ocurre a todo alcohólico CO que sus experiencias simplemente no quieren y no pueden parecerle reales. Simplemente no es capaz de pensar tan mal como lo hace y lo tiene que hacer el adicto.

Por lo tanto, en la siguiente parte, mostraré a todos los cocineros la mejor manera de comportarse conociendo la bolsa secreta de trucos de un bebedor.

EL PAPEL DEL CO-ALCOHÓLICO

Este grupo de personas desempeña un papel clave en la carrera de todo bebedor.
Sufre agonías que rara vez puede confiar a nadie y a menudo no quiere hacerlo.
Es comprensible. Porque él también tiene una determinada imagen del bebedor, como se ha descrito al principio. Tampoco quiere admitir que su pareja es un "verdadero" adicto y que su comportamiento está determinado por su adicción.
Ya he oído hablar de destinos muy difíciles y realmente lo siento por estos co - alcohólicos. Te quedas completamente impotente mientras la persona a la que una vez hiciste tu pareja por amor perece a causa del consumo excesivo de alcohol. No es sólo la destrucción del propio adicto lo que resulta tan trágico. No, el hecho de que la adicción destruya toda la unión es mucho peor.
El adicto se aprovecha del compañero siempre que puede. Lo convierte en su secuaz y, desgraciadamente, con demasiada frecuencia, en su ejecutor.
El co-alcohólico es el que cubre las espaldas del bebedor. Le prepara el café a la mañana siguiente de una borrachera, hace su parte de las tareas domésticas y miente por él

cuando no puede cumplir con sus obligaciones.

El compañero tiene las manos ocupadas intentando sacar con una cuchara la sopa que le ha preparado el socio adicto.

Como ninguno de nosotros quiere admitir que alguien de su propia familia padece una enfermedad tan atroz y "humillante", hacemos todo lo posible por suprimir su existencia y, finalmente, encubrirla.

¿Alguien ha tenido alguna vez el problema de decir: "Mi marido o mi mujer tienen diabetes"? No. Aunque esta enfermedad es una comparación perfecta. Los diabéticos no pueden comer azúcar ni otros alimentos azucarados.

Además, al igual que el alcoholismo, la diabetes es una enfermedad que nos acompaña durante toda la vida.

Tampoco es curable, sino que sólo puede mantenerse a raya con un estilo de vida saludable y, en este caso, administrándose insulina. Del mismo modo que la embriaguez se evita absteniéndose del alcohol durante toda la vida.

Y sin embargo, las personas que padecen diabetes reciben más simpatía que un alcohólico, a pesar de que ambas son enfermedades que nadie se provoca intencionadamente. Pero vemos lo diferente que reacciona la sociedad. Así que deberías ponerte las pilas de inmediato. Como compañero de fatigas, empieza a informarte sobre la enfermedad de tu pareja. Puedes acudir a muchos grupos para adquirir los conocimientos que necesitas.

Grupos como la Cruz Azul, Alcohólicos Anónimos, los Buenos Templarios y muchos más te acogerán gustosamente. Los coalcohólicos, en particular, pueden obtener allí consejo y ayuda en cualquier momento.

Al-Anon es un grupo de autoayuda que se ocupa específicamente de otros enfermos. No le digas a tu pareja adónde vas al principio. Podrías empeorar las cosas innecesariamente.

Aunque recomiendo encarecidamente asistir a un grupo, al igual que el propio adicto, quiero darte algunos elementos de reflexión que pueden facilitarte un poco la fase inicial.

Sólo cuando se sabe cómo actuar se puede pasar con seguridad a la ofensiva.

Al principio le parecerá extraño llamar alcohólico a su compañero, pero enseguida se dará cuenta de que muchas de las personas que le rodean ya lo sabían, pero nunca se lo mencionaron.

En primer lugar, piensa en la época de sequía. Qué bonito será cuando podáis volver a disfrutar de la vida "juntos".

Date cuenta de una vez por todas de que sólo dejar la adicción puede cambiar la situación actual.

No se comprometa en nada. Juzga el consumo de alcohol de tu pareja con criterios "normales" y saludables.

Nadie tiene derecho a meterse en tu vida. Por supuesto, es el amor por tu pareja lo que te ha impulsado a enfrentarte a este problema.

Haz todo lo que puedas para eliminar este problema. Pero no olvides tu propio futuro. Sólo hay un camino para alcanzar tu meta. Y es la abstinencia, sin "peros". No te involucres en ningún "juego". Elige el camino del éxito. Y sólo podrás seguir este camino de forma permanente si obtienes la información necesaria y la pones en práctica constantemente. Esto significa que también tienes que aprender a tratar la adicción adecuadamente, porque la adicción también ha provocado cambios en ti que probablemente no reconozcas en este momento.

Todo adicto arrastra inevitablemente consigo su entorno privado. Los demás adictos sólo tienen una grave desventaja: perciben conscientemente todos los detalles de la adicción y, por lo tanto, suelen sufrir aún más angustia mental que el propio adicto.

Primero tienes que salir de tu prisión. Ábrete a la adicción de tu pareja y deja de hacer el ridículo por él.

A partir de ahora, deben hacer el pensamiento, porque para él, sólo piensa la adicción, y él para la satisfacción de la misma. Y para ello está dispuesto a utilizar cualquier medio. Incluso el riesgo de SU vida.

¿Qué está en juego para usted? Al adicto le da igual lo que le pase mientras funcione.

Demuéstrale claramente que no volverás a ser utilizada de esta manera y con el propósito de satisfacer la adicción. Debes ser muy, muy coherente.

El adicto tiene una facultad perceptiva superior a la media que le informa de cada pequeña laguna en su sistema de defensa. Cada pequeña concesión y signo de indecisión por su parte, lo explotará descaradamente y reforzará así su posición.

Por lo tanto, evite las amenazas vacías, porque se dará cuenta rápidamente. ¿Cuántas veces has hecho las maletas para que él vuelva a llevártelas y te cuelgue la ropa en el armario?

Demuéstrale claramente que ya no bromeas con él. La mejor forma de hacerlo es dejar de hacer trabajos que apoyen directamente la adicción.

Déjale solo con los efectos de la adicción. Déjale claro lo difícil que es dejar de lado los efectos secundarios de sus excesos con la bebida.

En lenguaje llano, "déjale tumbado en su vómito hasta que haya dormido su intoxicación". Asegúrate de que se tumbe bien y no se asfixie, para que pueda despertarse sin mayores daños en sus apestosos "productos de desecho" y sentir lo que has hecho por él hasta ahora. Conviértelo en su propio maestro con estas lecciones. Esta es la forma más rápida de que se dé cuenta de lo repugnante que es realmente la adicción. Necesita sentir en su propio cuerpo que vas en serio. Ahora haz las maletas "para siempre" y múdate unos días con unos amigos. Cuando les cuentes por lo que estás pasando, te sentirás más ligera. Pero no esperes una gran comprensión de inmediato. Recuerda que tus experiencias no serán recibidas por personas ajenas con la misma intensidad que tú sientes cada día.

Ahora necesitas mucha fuerza. Por un lado, tienes que hacer frente a las humillaciones de los últimos años y, por otro, puede que tengas que hacerte valer frente a la posible ignorancia de tus semejantes.

En este momento sólo puedo darte ánimos. Hay más compañeros de infortunio de lo que crees en este momento. Pero el paso hacia la libertad, por difícil que resulte, es el único correcto. Imagine todo lo que le espera si sigue bebiendo.

Pérdida del trabajo, de la seguridad social, desintegración física y mental, una vida al borde del abismo. Con su acción, no sólo está ayudando a su pareja enferma, sino que ahora también tiene la oportunidad única de empezar de nuevo.

Para ello necesitas honestidad absoluta. Y la forma más rápida de conseguir esta honestidad es simplemente decir la verdad a partir de ahora y dejar de inventar excusas eufemísticas para su enfermedad. Estas excusas son la prueba de que, en el fondo, usted también está ya mentalmente enferma.

Un Mr. Hyde también ha estado viviendo dentro de ti durante mucho tiempo, esperando para subyugar a tu verdadero yo. Dado que el co-alcohólico, con su comportamiento "ignorante", a menudo ayuda a que la adicción arraigue en toda la familia, sólo se da cuenta muy tarde de que también se están produciendo cambios considerables de personalidad en la familia inmediata.

Todo gira en torno a él. A pesar de que lleva mucho tiempo sin cumplir con sus obligaciones, es el primer violín. Su familia tiene miedo de hablarle de su problema, ya que entonces podría "estallar" de nuevo, o al menos dar la vuelta a la tortilla y recompensar al prójimo preocupado con un torrente de palabrotas por su preocupación. En muchos casos, ya no hay comunicación dentro de la familia.

La gente evita las conversaciones personales por miedo a nuevas decepciones e intenta con todas sus fuerzas representar "el mundo ideal" ante el mundo exterior.

Uno simplemente no quiere admitir que toda su vida se está destruyendo o que ya lo está haciendo. Por eso, muchos coalcohólicos se refugian en un mundo de ensueño. De hecho, fingen que todo es completamente normal.

Por esta razón, es demasiado comprensible que el compañero mienta cuando llama el jefe de su pareja: "Mi marido, mi mujer no puede venir a trabajar hoy. Tiene la gripe".

A partir de ahora, no le des a Mr. Hyde la oportunidad de triunfar. Empieza a actuar de forma responsable por ti y por tu pareja y expón las verdaderas razones de su incapacidad para trabajar: "Mi marido/mujer está borracho/a en la cama. ÉL/ELLA no puede venir a trabajar".

Hoy en día, la mayoría de los jefes de empresa dan importancia a contratar empleados sobrios, ya que sencillamente se puede confiar más en ellos. Por lo tanto, cuéntale a tu jefe lo que le pasa a tu pareja en la próxima llamada telefónica, o preferiblemente en una conversación personal, y pídele ayuda. Él debería hablar con tu pareja sobre su adicción. También en este caso es indispensable un enfoque coherente.

O se somete a terapia o se le amenaza con el despido.

Es probable que su jefe esté incluso agradecido, después de todo, ha estado satisfecho con su rendimiento hasta ahora y por eso no quiere perderle.

Así, no sólo le haces un favor a tu compañero, sino que también pones de tu parte para mejorar su productividad, lo que hará que el supervisor esté más contento que enfadado.

Así que ahora se enfrenta a una decisión que espera una respuesta clara.

En la mayoría de los casos, la presión debe venir primero del exterior para que el adicto entre en razón. Pero también en este caso puedo decir por experiencia que la mayoría de los adictos se alegran de recibir por fin ayuda con la certeza de que no les echarán a la calle por ello.

Cuenta así con el apoyo de su pareja y de su empresa. Con esta sensación de seguridad, puede concentrarse plenamente en su recuperación.

En la terapia, primero se libera su cuerpo del veneno y así tiene la oportunidad de replantearse su vida en un entorno seguro. Una vez que la cabeza está libre del alcohol y sus problemas de adquisición durante un tiempo, comienza el "despertar" en la mayoría de los casos. Así que dale esta oportunidad.

¿Qué tienes que perder? Si decide seguir bebiendo a pesar de toda la presión externa, TU vida tampoco tendrá más altibajos. Así que, ¿por qué no tomar una decisión clara de inmediato?

Si no quiere que le ayuden, debe rendirse a su destino autoimpuesto.

Al menos habrás hecho todo lo posible y no tendrás que reprocharte nada. Sin embargo, si sigues limitándote a mirar, ambos os iréis al garete. Y os quedaréis sin nada.

Puede que entonces oigas reproches de la familia política y los amigos de que no le ayudaste y nunca pediste ayuda. Al final, puede que te culpen de su muerte.

Así que empiece hoy mismo a defender SU futuro y el de su pareja, porque puede que él ya no tenga perspectivas sin su ayuda. Mientras beba, vivirá en el pasado y su vida presente estará marcada por la adicción.

En ningún caso le culpes de su enfermedad. Ayúdale a reconocerse y muéstrale que tiene la posibilidad de volver a ser como era antes.

Sólo lo conseguirás si le demuestras que es posible sin alcohol. Si has bebido con ellos de vez en cuando, abstente de hacerlo a partir de ahora.

Demuéstrale sin ambages que le quieres y que quieres seguir con él, pero no bajo sus condiciones.

No te comportes con él como él espera que lo hagas en tu papel de CO de confianza. No dejes de mirarle al espejo una y otra vez.

No obstante, los consejos que te doy deben tomarse con cautela. Si tu pareja es propensa a los puñetazos, debes pensar primero en tu seguridad personal.

Así que no le provoques demasiado o mejor dirige tus acciones desde una distancia segura hasta que vuelva a estar sobrio.

Mi experiencia me ha demostrado que todos los alcohólicos confían al cien por cien en sus compañeros. El compañero es guardián, enfermero y pastor en una sola persona.

Demuéstrale con tu comportamiento que eso ya no va a ser así. No compres alcohol en silencio como si fuera algo normal en tu casa.

Si tiene sed, deja que se la beba él mismo. Si insiste en que vayas tú, cómprale algo. La mujer de un participante del grupo contó que un día había tomado una medida muy drástica. Cuando fue a comprarle vodka a la gasolinera, le golpeó con dos botellas en la mesa y le dijo: "Toma, bebe hasta morir. ¡Pero date prisa!

Le hizo sentir con todo su corazón que no le importaba lo que le pasara. En este caso, su reacción surtió efecto. Sus duras palabras le despertaron y dejó de beber.

No basta con reprocharle su comportamiento con la bebida. Lo que necesita saber es que ya no estás dispuesta a dejar que el alcohol destruya tu vida.

Si tus palabras hacen que se ponga ruidoso, abre todas las puertas y ventanas para que los vecinos puedan oír lo que ocurre en tu piso. Te sorprenderá lo rápido que se calma. Porque no quiere llamar la atención bajo ninguna circunstancia.

Si sigue bebiendo después de tus "amonestaciones", lo dejarás literalmente en vómito. A la mañana siguiente, se quedará con cara de tonto cuando te hayas ido.

De todas formas, sólo deberías empezar todos tus esfuerzos para que deje el alcohol cuando esté sobrio, porque cuando está borracho no es dueño de sí mismo y entonces la adicción determina sus actos.

Así que tu mensaje central debe ser siempre: "No me importa que destruyas tu vida. No dejaré que destruyas la mía".

No pierdas ninguna oportunidad de volver a participar en la vida real. Si te apetece ir al cine, a la ópera o a cualquier otro sitio, hazlo. Vive como si ya fueras libre.

Si en una ocasión así también te preguntan por qué vienes solo, sabes que tu respuesta sólo puede ser: "Se ha vuelto a emborrachar".

Usted es responsable de su propia vida, así que actúe con responsabilidad. No encubras el comportamiento de la pareja adicta delante de tus hijos. Cuénteles lo que le ocurre. Los niños deben saber con absoluta certeza que ellos no tienen la culpa del extraño comportamiento de su padre o de su madre.

No hay nada peor para los niños que el secretismo. Porque entonces también huyen a un mundo alejado de la realidad. "Mi madre/padre está enfermo. Cuéntale a los profesores y a tus hijos lo que realmente ocurre. Tampoco dejes que tus hijos sean educados para ser co.

Son inocentes y no merecen cargar con una historia que destruirá su futuro. Con tu educación honesta, aprenderán las consecuencias de tomar esta droga.

No es que, gracias a esta educación, los niños no corran peligro de darle a la botella el resto de su vida. Pero es más probable que comprendan que el alcoholismo es una enfermedad de la que no hay que avergonzarse. Por tanto, esta enfermedad no es tabú en su familia y no se barre simplemente debajo de la alfombra, como ocurría en generaciones anteriores y sigue ocurriendo en gran parte de la población actual.

Libérate de todos los tópicos sobre el alcoholismo. Puedes estar orgulloso de tu valentía y sinceridad y solo conseguirás ganarte el respeto de todos.

Si continúas en tu papel actual, puede que TÚ tampoco te salves.

Como ya se ha dicho, la enfermedad se desarrolla

exclusivamente en la psique durante mucho tiempo. Y es precisamente la psique la que está muy cargada en el co-alcohólico. Incluso los estrictos defensores de la medicina ortodoxa están de acuerdo hoy en día en que muchas enfermedades físicas encuentran sus raíces en un alma dañada.

El miedo a enfermar físicamente algún día no debe ser el centro de nuestro pensamiento. Podemos disfrutar intensamente de todo cuando nuestra mente está sana. Quizá la mente sea, de hecho, la parte que nos convierte en lo que somos, seres sensibles y empáticos.

Si la verdadera base de nuestra existencia es el alma, es obvio que primero debemos asegurarnos de liberarnos de las ataduras.

Hoy también puedo decir con firme convicción que no fueron tanto los impedimentos físicos los que me atormentaron durante mi época de bebedor, sino más bien mi alma destruida lo que me causó problemas. Ya no era capaz de mirar mi entorno con toda su belleza y también sus problemas de una manera real. Era esclavo de esta droga repugnante cuyas cadenas paralizaban mi diversidad única. La psique sana que ahora está más recuperada me permite hoy ser libre. No es que vea la vida con gafas de color de rosa, sino que experimento alegría diaria al resolver tareas cotidianas que se habían interpuesto en mi camino como peñascos que pesaban toneladas cuando bebía.

La vida debe convertirse en una competición. Dar lo mejor de uno mismo con diversión y energía, con la resolución olímpica de "estar ahí lo es todo".

Como co-alcohólico, ¿considera que su tarea actual consiste sobre todo en bajar el alcohol de su estatus actual. No hay nada más agradable que tener la mente despejada y relajarse con una buena taza de té.

Tal vez haya podido darte algunas ideas sobre este tema que te ayuden a solucionar tus problemas con tu pareja.

Sigue leyendo y ponte en el lugar del adicto. Así comprenderás mejor su comportamiento y te darás cuenta de que no puede evitarlo.

Esta información también le ayudará a optimizar su estrategia.

LA VIDA SE CONVIERTE EN UN TORMENTO

Debido al comportamiento del co-alcohólico, ahora informado, comienza un verdadero guante para el adicto.

Las señales diarias que le llegan demuestran su inadecuación. Sería demasiado fácil que dejara de beber inmediatamente después de unos cuantos comentarios "malintencionados" de su pareja.

En este punto de la carrera del bebedor, suele comenzar de nuevo una lucha a muerte. El espejo que se le tiende una y otra vez muestra su mueca más fea.

Al ver esa cara "extraña" y repugnante cada mañana, jura no volver a beber un sorbo. "Ya se lo demostraré".

Con demasiada frecuencia, sin embargo, se queda sólo en el voto. La adicción es más fuerte. Exige su

Correcto. Determina qué es la borrachera y no la persona que la padece.

Y de nuevo el adicto cede porque ya está sufriendo de nuevo el infierno del síndrome de abstinencia a corto plazo, que de nuevo interpreta como debilidad.

Muy a menudo, esto conduce a una huida espacial. Al adicto le da vergüenza volver a casa y, por lo tanto, prefiere quedarse en algún pub hasta el toque de queda para asegurarse de que la pareja esté dormida hasta que él llegue. Evita deliberadamente el contacto personal.

Las palabras de su familia y amigos son omnipresentes. No sólo el espejo de su cuarto de baño le dice la verdad a la cara, no, todas las personas que llevan una vida sobria y sin adicciones le ponen literalmente el cuchillo en la garganta.

Se siente solo. Los sentimientos de vergüenza y un fuerte sentimiento de inferioridad le impiden relacionarse con personas de su clase social.

Sigue siendo incapaz de pedir ayuda a estas mismas personas. El alcohol sigue apoderándose de él.

Tiene un gran deseo de ser una persona fuerte, segura de sí misma y con éxito. Pero su espejo y todas las demás observaciones externas le dicen que no es más que un borracho, incapaz de hacer frente a sus problemas.

No soporta más el tormento y busca salidas que le ofrezcan resultados menos dolorosos. Quiere ser un hombre entero que, a pesar de su consumo de alcohol, también se considere un hombre.

¿Quién le apoya ahora en su creencia patológica de que puede ser el tipo que quiere ser incluso estando borracho?

La respuesta es obvia. Gente que está mucho más metida en la adicción y que está muy por debajo de su nivel.

A partir de ahora pasa el tiempo en bares de mala muerte donde sólo frecuentan "sujetos" del alcoholismo.

Vagos, fracasados sociales. Aquí está de repente el rey de nuevo. Aquí vuelve a ser alguien. Como su poder financiero sigue intacto, se muestra generoso y gana prestigio rápidamente.

En resumen, vuelve a sentirse como un millón de dólares. En este ambiente, puede seguir llamando "idiotas arrogantes" a sus anteriores amigos y así se asegura una gran carcajada con sus nuevos interlocutores.

Su anterior convicción de fracasado se transforma en una actitud muy "social" ante la vida que le lleva a estos "círculos humildes". Deja claro a los "amigos" que le escuchan atentamente el gran trabajo que tiene y lo generoso que es. Cada vez está más absorto en el nuevo mundo onírico, sin darse cuenta de que son los precursores de su descenso.

Gracias al respeto que le muestran sus compañeros de borrachera, florece una nueva belleza. Al menos durante la borrachera.

Sólo se mira al espejo por las mañanas. "Nada se come tan caliente como se cocina" es su nuevo lema.

Desde su trono, se refiere a todos los oponentes como "gusanos" que no pueden hacerle sombra.

La fase que atraviesa ahora resulta ser una verdadera prueba para todas las relaciones privadas.

Es comprensible que muchos de sus amigos y familiares, por lo demás leales, se alejen de él. Al fin y al cabo, no les deja ni una buena palabra.

Tal vez su postura actual le dé incluso una sensación de poder, que saborea hasta el umbral del dolor de los afectados.

Cree que tiene el control y bebe más que nunca.

El tormento inicial se convierte ahora en una virtud. Los hombres que beben mucho son coronados héroes, los que no beben son declarados peleles. La solución a su problema con la bebida reside en la idea de aumentar su cantidad de bebida y convertirse así, por fin, en la estrella de la escena de la bebida. ¿Cuál es el sentido de la vida? ¿Tienen razón los que siempre se comportan sobria y responsablemente consigo mismos y con los demás, o los que saben "disfrutar" como es debido? De repente, la adicción innegable, es el disfrute.

Todo su sistema de valores se tambalea.

Nada de lo que era importante para él antes de empezar a beber lo es ahora. El alcohol sigue ganando importancia, o mejor dicho, se convierte en la base de la vida, en el sentido de la existencia.

Su "guión vital" adquiere un nuevo contenido y da la razón a todas las personas amables y bondadosas que le rodean.

A medida que esta visión se convierte en la filosofía de vida del bebedor, todas las obligaciones y deberes pasan a un segundo plano.

Está seguro de que todos se preocupan por él porque les interesan sus ingresos mensuales.

"Sí, exactamente, todo es culpa de ellos. Se aprovecharon de mí y me hicieron beber". Por fin ha encontrado a los culpables. Ahora se vengará. "Se darán cuenta de lo que tienen en mí".

TODO EN TODAS PARTES

Una vez más, señalo que este comportamiento no se aplica a todos los adictos, pero muchos de mis entrevistados han declarado pensar también así.

Es demasiado humano que un adicto rechace la culpa. Es precisamente el adicto quien no está en condiciones de responder de sus actos.

La enfermedad también es demasiado persistente como para echarse atrás. Hace creer al adicto que es el dueño de la situación. La adicción recoge todas las expresiones del compañero afectuoso y marca el rumbo en el tiempo.

Frustra cualquier atisbo de razón. Su voluntad de sobrevivir es muy fuerte. La adicción espera una lealtad absoluta. Una vez que el adicto ha llegado al punto de ponerse protectoramente frente a ella, ella le susurra confianza al oído con lengua de ángel.

No es la adicción la culpable de su estado, sino su entorno, que le ha llevado a donde está hoy. Con todas sus fuerzas, defiende a su torturador interior sin pensar siquiera que la adicción podría tener algo maligno en mente.

Sólo la sociedad es declarada culpable y condenada. Uno mismo sólo es víctima de personas intrigantes que se han colado insidiosamente en su vida.

Todos los amigos que simpatizan sinceramente son percibidos como sujetos falsos y egoístas.

¿Por qué iba a seguirle el juego? ¿No es cierto que sólo los tramposos y la gente sin escrúpulos consiguen algo en la vida? ¿Acaso una persona decente no tiene las peores cartas desde el principio?

Estos procesos de pensamiento son muy a menudo extremadamente pronunciados en el adicto y por lo tanto determinan todas sus acciones.

Se compadece de su situación y odia a todos los que parecen vivir despreocupadamente. Ve su situación como un destino impuesto por Dios. Su bebida es una especie de acto de rebeldía contra todos los castigos impuestos.

Sólo quien pone su vida en manos del diablo puede lograrlo. Pero él es fiel a Dios y acepta valientemente su destino.

Es cierto que las personas que no han conseguido nada en la vida culpan a todo lo posible, pero no quieren asumir la responsabilidad de sus propios "fracasos".

Una persona de éxito está orgullosa de lo que ha conseguido y le gusta proclamar: "Lo he hecho todo yo solo". Desgraciadamente, estas comparaciones suelen centrarse en los logros materiales, y los éxitos a nivel puramente humano no se consideran tan valiosos.

Y precisamente esto es de inmensa importancia para el bebedor. Debido al pensamiento de estatus imperante en nuestra sociedad, al adicto a menudo sólo le queda la posibilidad de compararse con las personas que cuentan como triunfadoras a los ojos de la sociedad.

No es de extrañar, pues, que considere este prestigio inalcanzable para él y busque otras vías que le permitan elevarse también a la categoría de "héroe". Es, pues, un fuerte nadador contra corriente. Al menos cree que nada contra corriente. Cuando todo el mundo sólo persigue el sucio lucro, él se convierte en adversario clasificando sus actividades profesionales como poco importantes a partir de ahora.

Él, dueño de su vida y al mismo tiempo juguete de los poderosos "deshonestos", se libera de todas las ataduras y domina su vida a su manera. Finalmente, se encuentra en la mejor compañía en el círculo de sus nuevos adoradores. En su aturdida percepción, "su mundo en estado de embriaguez" se le aparece como la única respuesta correcta a todos los problemas de la humanidad.

Le importa un bledo, por así decirlo. Sólo cabe esperar que entre en razón antes de que sea demasiado tarde. Una vez que la adicción ha destruido las últimas reservas de una actitud positiva ante la vida, hay pocas esperanzas de salvación.

Comienza el descenso.

El descenso

El aspecto de ese descenso depende en gran medida de la situación económica del adicto.

Hay personalidades muy conocidas que han amasado una riqueza considerable gracias al mundo del espectáculo que no podrán agotar en lo que les queda de vida.

Estas personas no tienen por qué temer el declive social o financiero. Siempre les sobra lo suficiente para permitirse una casa lujosa y las telas más finas.

Sin embargo, también es cuestionable si conservarán su posición social a largo plazo.

Es cierto que con mucho dinero es más fácil seguir bebiendo en nuestro mundo materialista, pero también se reduce la calidad de vida personal. Aquí, el alcohol no marca la diferencia. Si se piensa en lo que un famoso bebedor podría experimentar con su fortuna si estuviera sobrio en lugar de andar borracho como una cuba por los bares de los hoteles la mayor parte del tiempo, también es una pena.

¿Qué será de la reputación que tanto le ha costado ganarse? ¿De qué sirve tanto estrés si el alcohol hace que ya no quiera pasar su tiempo libre de forma recreativa y creativa?

En algún momento, no consigue más compromisos y sólo sirve a la prensa como payaso de intermedio. Por supuesto, al menos tiene a su familia. Si su mujer se divorcia de él, recibe una buena indemnización y se busca a otro.

Sin embargo, se trata de nuevo de una visión muy materialista. Por desgracia, estos cónyuges a menudo tienen que hacer frente a un sufrimiento personal aún mayor que los de un matrimonio "normal".

Actores, estrellas del pop y otros miembros de la industria

del espectáculo están a menudo fuera de casa debido a su trabajo, lo que significa que su vida privada queda desatendida.

Esto no siempre es fácil para la pareja. Tiene que prescindir de mucho amor y cercanía, que son muy importantes para que una relación de pareja funcione.

Si imaginas que tu pareja, a la que sólo ves dos veces al mes, se emborracha cada vez que os veis, puedes empatizar con el dolor que esto causa a tu pareja sobria. No hay compensación suficiente para eso.

Hace poco leí un artículo sobre Dean Martin, era un gran actor.

Su muerte fue una gran pérdida para Hollywood y para todos sus fans.

Durante muchos años estuvo en el candelero y gozó de gran popularidad. Le encantaba la vida y las fiestas que la acompañaban. Pasó sus últimos años bebiendo en su pub favorito. Sólo su amigo "el alcohol" aguantó fielmente a su lado toda la fama de los últimos años.

No me atrevo a juzgar lo que llevó a este hombre a buscar consuelo en el alcohol, para acabar enfermando y muriendo miserablemente. Pero lo que me gusta imaginar es cómo habría podido hacer frente a sus éxitos cuando estaba sobrio y cuántos papeles podría haber interpretado en su vejez. Una pena.

Una cosa vuelve a estar clara: el cuerpo aguanta mucho. No es raro que los alcohólicos vivan hasta una edad avanzada sin morir prematuramente de cirrosis hepática.

De todos modos, es un error pensar que el hígado es el primer órgano que cae víctima del alcohol. El corazón, el páncreas, el estómago, etc. suelen enfermar antes que el hígado.

Y algunos bebedores empedernidos no llegan a enfermar físicamente en absoluto. Pero lo que nunca, o muy raramente, se aborda es la psique. Si se examina más de cerca, siempre se vuelve al hecho de que esta parte de nuestro ser, que conforma nuestra personalidad, no se toma en serio.

La psique es la gran desconocida. Y todo lo que no conocemos, en primer lugar lo rechazamos. Además, descartamos inmediatamente las enfermedades de la psique por "no estar del todo ahí". "Va al psiquiatra. Es un lunático".

Si sufrimos depresión o nuestros problemas nos superan, nos tragamos cualquier pastilla que prometa aliviar nuestro sufrimiento. Entonces, cualquier tipo de alcohol nos parece bien. Equiparamos ir al psiquiatra o al terapeuta con ir al patíbulo. "Por el amor de Dios. No estoy loco!"

Pero no nos damos cuenta de que un alma enferma destruye nuestra vida a largo plazo. Y ése es, para mí, el verdadero descenso. Nos esforzamos por alcanzar la perfección física, nos preocupamos por parecer sanos, exitosos e impecables ante el mundo exterior. Tú mismo sabes cómo puede ser ese descenso en casos individuales. Sin piso, sin trabajo, sin un entorno social intacto: la cuneta.

Si nuestra psique no está totalmente intacta, la vida puede convertirse rápidamente en una muerte muy larga y dolorosa. La vida pasa de largo. Hacemos todo lo posible por adormecer la psique para que nos deje en paz.

Pero la psique no es tan fácil de enfriar. Necesita nuestra ayuda para estar sana. Y, sin embargo, nos avergüenza decir: "Tengo un problema y estoy recibiendo ayuda para resolverlo".

Somos plenamente conscientes de que necesitamos ayuda, pero nos da vergüenza utilizarla. Estamos descendiendo lenta pero inexorablemente. Vivimos con una vitalidad a medias.

El descenso real es producto de nuestra actitud interior, que construimos mediante pensamientos negativos, sentimientos de vergüenza y un falso orgullo, para convertirlo en realidad con la ayuda del alcohol.

Por eso todos los que acaban en la cuneta son responsables de ello. No hay peros que valgan. No sirve de nada la autocompasión: "pobre de mí, desfavorecido".

Como dije al principio, nadie puede evitar caer en la adicción, pero él es muy responsable del resto de su vida.

Dado que la adicción forma parte de nuestro cuerpo y nuestra mente, no importa el motivo, siempre estará con nosotros.

Si hemos decidido llevar una vida abstinente y si orientamos nuestra vida según estas nuevas exigencias, todo puede salir bien. Por supuesto, incluso con esta nueva filosofía de vida, no estamos protegidos de los golpes del destino. Pero entonces estamos siempre en condiciones de tomar decisiones claras y sobrias para sobrevivir a cualquier otro golpe bajo.

No debemos crear un futuro negativo con nuestros pensamientos, sino que debemos imaginar constantemente lo hermosa que es nuestra vida ahora y lo agradables que han sido y seguirán siendo nuestras relaciones interpersonales.

Esto sólo funciona bien mientras no bebamos más alcohol.

En cuanto volvemos a pensar que un traguito de vez en cuando no hace daño, y nos permitimos ese traguito, reafirmamos inmediatamente la importancia del alcohol y volvemos a caer en el viejo patrón de pensamiento.

Y este patrón de pensamiento es la base del descenso.

Tenemos que asumir que no podemos tolerar el alcohol, de lo contrario la psique y el cuerpo se rebelarán y nuestra vida volverá a verse afectada negativamente.

Ningún vago nace vago. Es el resultado de una serie de valores y elecciones equivocados.

Hoy, ningún adicto tiene que vivir como un leproso. Puede recibir ayuda en todas partes. Lo único que necesita es un poco de perspicacia y valor para aceptar esa ayuda. Con estos dos componentes, podrá reconocer qué caminos conducen a su caída y cuáles a una vida feliz.

El descenso *nunca está* preprogramado.

Es más bien el resultado de nuestros hábitos. Lo bonito de los hábitos es que podemos cambiarlos.

Si ponemos grandes expectativas en nuestra vida, conseguiremos muchas cosas. Si tenemos un objetivo en mente, inevitablemente adquiriremos hábitos que repercutirán positivamente en nuestra vida, nuestra salud, nuestra posición social y nuestra confianza en nosotros mismos.

Por lo tanto, fíjese objetivos. No importa si son profesionales, económicos, sociales o simplemente de desarrollo personal. Al planificarlos, asegúrate de que te provocan sentimientos positivos.

LA BEBIDA CONTROLADA

El valor del alcohol es tan alto en el adicto que toda razón y todo conocimiento sobre los problemas del consumo excesivo suelen servir de poco.

El adicto está convencido de que su vida no funciona sin alcohol. No puede imaginarse la vida social sin beber. Una vida de abstinencia absoluta es impensable a sus ojos.

Como la presión de su familia o de sus superiores aumenta a menudo debido a su comportamiento con la bebida, y se ve así en un aprieto, trabaja con una técnica de doble fondo.

Intenta beber de forma controlada. Esta forma de beber es una fase muy dura y agotadora en cualquier carrera de bebedor. Al fin y al cabo, sólo queda un intento en todo momento.

Toma plena conciencia de una cosa: adicto es adicto. Aquí no hay compromiso.

Con el embarazo pasa lo mismo. No existe tal cosa como un poco embarazada.

En las discusiones de grupo hemos comprobado con regularidad que el consumo controlado de alcohol es un apartado didáctico para todo alcohólico.

Debido a la importancia del alcohol, este comportamiento de consumo es el máximo objetivo de todo bebedor. Esto haría que uno fuera socialmente aceptable sin llamar la atención. Además, esto sería casi una prueba de que uno no es realmente adicto. Después de todo, uno es capaz de entregarse a los "placeres" del alcohol sin él, o al menos en un grado "normal". Por extraño que parezca, esta restricción del consumo de alcohol funciona durante bastante tiempo. Con fuerza de voluntad, se puede mantener durante cierto tiempo.

Personalmente, incluso he conseguido no beber durante días y semanas. Aunque al cabo de un rato la tentación de tomar algo era grande, me limitaba a una sola copa en presencia de mi mujer. Pero las ganas de "más" siempre estaban ahí.

Quería fingir convulsivamente ante mi mujer que no tenía problemas con la bebida. Esta carga de la prueba me llevó incluso a la consulta de un psiquiatra. Por supuesto, no le dije toda la verdad. "Bebo dos o tres botellas de cerveza de vez en cuando", le dije inocentemente, "por eso mi mujer cree que tengo un problema con la bebida". Por supuesto, con esta información pudo asegurarme que no había ningún problema. Entonces anuncié orgulloso a mi mujer el resultado de esta sesión.

Lo que me contó años después fue que poco después fue a ver al psiquiatra para asegurarse de que su diagnóstico era correcto. Durante un tiempo, se tranquilizó y dejó de preocuparse tanto por mi estado.

Sin embargo, la despreocupación no duró mucho. Mis choques volvieron a repetirse a intervalos regulares y la intensidad aumentó.

Oficialmente, en aquella época me habrían llamado "cuarto bebedor". Por extraño que parezca, este tipo de alcohólico se considera bastante inofensivo, ya que las fases secas intermedias distraen un poco del sufrimiento real, al menos para los compañeros de infortunio.

El propio adicto, sin embargo, sufre a menudo una agonía aún mayor porque anhela volver a beber por fin. También hay bebedores trimestrales que realmente se superan durante este tiempo y aprovechan el periodo de sequía temporal para rehabilitarse. Hacen deporte, comen conscientemente alimentos sanos y participan en la vida social con total normalidad, sin necesidad de beber nada alcohólico.

Por lo tanto, son mucho menos desagradablemente llamativos que sus compañeros de infortunio que (tienen que) emborracharse todos los días. También sufren menos presiones externas para dejar de beber.

Naturalmente, esta circunstancia también prolonga la carrera de bebedor con bastante frecuencia. Se abren camino haciendo trampas casi sin darse cuenta durante muchos años sin ser reconocidos y desenmascarados como borrachos.

"Ahora le gusta echar un trago sobre su sed de vez en cuando", dicen casi con cariño.

Este estado sigue siendo algo soportable para los convivientes, siempre y cuando el adicto no tienda a la violencia durante sus escapadas de borrachera.

En la bebida controlada, el adicto intenta con todas sus fuerzas distraerse de su ansia de alcohol. Quiere aparentar con todas sus fuerzas que es completamente normal y sano. Sin embargo, esto es absolutamente antinatural. La dependencia psicológica y física es una enfermedad que destruye no sólo su propia vida, sino también la de su compañero de vida, su familia y sus hijos.

Sólo podrá salir si hace algo al respecto. Sólo él puede tomar la decisión de si realmente quiere seguir viviendo saludablemente o acabar solo y abandonado sin ningún respeto por sí mismo como caso social.

Beber de forma controlada es un signo inequívoco de que

ya existe un problema de adicción. Una persona sana no necesita controlarse. Bebe un vaso de vez en cuando cuando le apetece y no echa nada en falta si le pones un vaso de agua delante.

FASES DE LA SEQUÍA

En cuanto el adicto se ha dado cuenta de que la bebida controlada no funciona y la presión externa y el malestar físico le obligan a distanciarse definitivamente del alcohol, toma una decisión.

O sigue bebiendo hasta el amargo final, hasta que sus órganos se nieguen a hacer el trabajo y le causen una muerte cruel. Pero no quiero entrar en esta opción en absoluto.

Si el adicto logra ahora el camino de la sequedad, es decir, deja de beber bruscamente, entra primero en una fase crítica.

Muchos alcohólicos no saben el peligro que corren. Se recuperan solos en casa, por así decirlo. Ahora debo decir claramente: este no es el camino correcto, porque hay un peligro para la vida durante la abstinencia del alcohol.

Es imperativo que busques atención médica durante la fase aguda de abstinencia.

Me gustaría explicarle en términos sencillos pero comprensibles por qué es necesario.

Con el paso de los años, el alcohol ha arraigado en su organismo. El alcohol es una neurotoxina que se ha convertido en parte de su metabolismo a través del uso regular. El cuerpo lo ha reconocido y aceptado como una sustancia "propia del cuerpo", por así decirlo. Si ahora privas al cuerpo de esta sustancia, emite señales de alarma.

En caso de síntomas carenciales, como la falta de suficiente calcio, magnesio y hierro, el organismo envía señales para que volvamos a suministrar al cuerpo los nutrientes necesarios y se garantice su buen funcionamiento.
Si no reconocemos estos síntomas de deficiencia, a menudo se producen otras enfermedades graves.

Con el alcohol, la situación es similar al principio. Sin embargo, como el alcohol no es una sustancia que el cuerpo necesite absolutamente para sobrevivir, las señales de alarma desaparecen al cabo de un tiempo, aunque no se puede determinar el momento.
Por ello, el cuerpo envía señales de alerta de que existe un desequilibrio, provocado por el descenso del nivel de alcohol. Estas señales adoptan la forma de nerviosismo, sudoración excesiva, temblores y mareos.
En el peor de los casos, el adicto cae en el llamado delirio. En este caso, a veces se producen graves lagunas de conciencia y alucinaciones. Los escalofríos, los ataques convulsivos y el fallo de los órganos vitales son también síntomas acompañantes frecuentes, que en muchos casos conducen a la muerte.

Por lo tanto, la retirada debe realizarse en un hospital bajo supervisión médica. ¡¡¡No experimente!!!
Planifique su retirada con tiempo. Hable con su médico de cabecera o acuda directamente a una clínica.
En todas las ciudades hay centros de asesoramiento que pueden ayudarte y dirigirte a un lugar adecuado para el

síndrome de abstinencia.

Tómatelo en serio.

En un hospital, se le administrará medicación, como distraneurina o doxepina, que aliviará los síntomas mencionados y, por tanto, facilitará la abstinencia y evitará cualquier síntoma de fracaso.

Asegúrese de comunicar previamente a los médicos responsables qué y cuánto ha bebido. Algunos medicamentos tienen efectos mortales que pueden provocar paradas respiratorias si se toman con alcohol. No mienta. La sinceridad empieza ahora.

No tenga miedo. No está solo. Si necesitas ayuda, ponte en contacto con un asesor en adicciones, disponible en casi todos los centros médicos.

Afortunadamente, el estado de los pacientes con síndrome de abstinencia suele estabilizarse muy rápidamente. Una vez superado el síndrome de abstinencia agudo, vuelven la vitalidad y la fuerza, que habían desaparecido durante mucho tiempo debido al abuso del alcohol.

El adicto vuelve a sentirse fuerte y completamente apto para la vida.

Pero esta fase de la adicción es un arma de doble filo. Cuando la persona sale del entorno seguro del hospital tras el síndrome de abstinencia, a menudo se encuentra sola. Esto no significa que a partir de ese momento ya no disponga de ayuda, sino que cree que a partir de ahora ya no la necesita. Está convencido de que con la abstinencia que ha tenido lugar, también se ha producido al mismo tiempo una curación milagrosa. Para él es una sensación sublime no tener ya ansia de alcohol. De hecho, en esta fase de su carrera como bebedores, los adictos literalmente florecen y rebosan confianza en sí mismos.

Se sienten tan seguros que no se dan cuenta de que la adicción sigue al acecho y de que una recaída ya está esperando entre bastidores. En esta situación, es tremendamente importante asistir a un grupo para reconocer a tiempo la progresión y las trampas de la adicción al alcohol y reaccionar en consecuencia.

El recaída

Según la opinión popular, la recaída es el momento en que el alcohólico vuelve a coger la botella, es decir, pone fin a su sequía. ¡Pero esto es fundamentalmente erróneo!

Una recaída comienza mucho antes. Primero tiene lugar en la mente del adicto. Cuando el estado de ánimo eufórico inicial disminuye poco después de la abstinencia y la vida cotidiana retoma su curso normal, muchos adictos caen en un agujero depresivo.

Entonces se dan cuenta de que hay problemas incluso sin beber alcohol. Problemas que, en realidad, son bastante normales y no suponen un gran obstáculo para ninguna persona sana.

También es comprensible que, en algún momento, los elogios de los familiares sobre la actuación voluntariosa del enfermo desaparezcan. Puede que incluso haya alguna crítica, ya que se espera que el compañero, ahora sobrio, se implique un poco más en el hogar.

Al fin y al cabo, no se le pudo pedir ayuda durante años debido a su embriaguez.

Entonces no tarda en surgir una discusión: "Ahora ya he dejado de beber y tú sigues dándome la lata".

El adicto es muy, muy vulnerable en esta fase. No se puede esperar que sus familiares lo sepan. Tampoco sabe que estas reacciones parciales "exageradas" forman parte del curso de la enfermedad adictiva y aparecen una y otra vez durante el primer período de abstinencia. Por lo tanto, es simplemente necesario que el adicto asista a un grupo de autoayuda inmediatamente después de la abstinencia, donde aprenda qué reacciones y comportamientos pueden producirse. Sólo así entenderá cómo evaluar correctamente su comportamiento en el futuro y podrá tomar a tiempo las medidas adecuadas para evitar una escalada de sentimientos.

También es útil hablar de lo que has aprendido con tu pareja. Lo mejor es que ambos asistan juntos al grupo. Esto se debe a que los compañeros de vida ahora también se enfrentan a problemas al tratar con el adicto que no pueden resolver solos.

Si no se realiza una visita de grupo o una terapia en una clínica especializada, las dificultades específicas del alcohol se añaden a los problemas cotidianos y de relación habituales y la recaída está preprogramada.

Simplemente falta experiencia sobre cómo se manifiesta la adicción durante los periodos de sequía. Los patrones de comportamiento arraigados están profundamente arraigados.

Aunque el alcohólico que antes estaba seco todavía no haya cogido la botella, puede que ya esté pensando en cómo sería si "sólo" tomara una cerveza. Nunca hay que olvidar la importancia que teníael alcohol durante el periodo húmedo. La adicción no abandona este estatus tan rápidamente.

Lucha con todos los medios para recuperar la ventaja.

"Sólo una cerveza. Después volveré a parar inmediatamente". Incluso este único pensamiento es la verdadera recaída. Aquí es donde toma la decisión. Sencillamente, aún no puede imaginar una vida sin alcohol. A partir de entonces, sólo es cuestión de tiempo que se dé cuenta de este pensamiento.

En cuanto abre la botella y se bebe "una" cerveza, se pone en marcha un ciclo familiar. Debido a la pausa quizás más larga sin beber, cree firmemente que ha dominado la adicción original. O bien ahora se deja emborrachar hasta el cuello con la certeza de que volverá a estar seco a la mañana siguiente, o bien bebe realmente sólo la única cerveza, por lo que vuelve a beber de forma controlada.

Para que quede claro: ambos beben de forma claramente adictiva. Aunque a primera vista parezca que no tiene problemas para parar después de una cerveza. Voluntariamente, todo es posible. Y en cuanto él mismo se dé cuenta de que es bastante factible dejar de beber después de un botellín, puede que ya esté preparando mentalmente la siguiente prueba.

"¿Qué puede pasar? La última vez tuve suficiente después de una botella", se dice a sí mismo. Tal vez se quede con el único biberón muchas veces más. Pero llega un momento en que una se convierte en dos y dos en tres. No suele pasar mucho tiempo hasta que la persona vuelve a caer en la misma rutina.

Sólo entonces se reconoce la recaída como tal. Pero para entonces ya puede ser demasiado tarde. Las consecuencias son bien conocidas por lo que hemos leído hasta ahora.
Para evitar recaídas, te aconsejo que te tomes absolutamente en serio los pensamientos sobre la bebida. En cuanto notes que de vez en cuando aparecen estados de ánimo que te tientan a echar mano de nuevo de la botella, habla de ello con alguien inmediatamente. Ya sea en grupo o con tu pareja. Sin embargo, aunque tengas una relación abierta y de confianza con tu pareja, debes tener en cuenta que podrías asustarle con tus pensamientos sobre el alcohol.
Al fin y al cabo, estará preocupado por ti, ya que tu pasado húmedo puede ser peor en su memoria que el tuyo.
Mejor haz un esfuerzo y asiste de verdad a un grupo anónimo donde puedas recibir ayuda y consejos de expertos para superar tus problemas y miedos.

Si desea procesar y combatir seriamente su problema con el alcohol, no hay forma de evitarlo.

EL DESPERTAR

Los contratiempos suelen ser bastante graves. La decepción por la falta de resistencia y las reprimendas de la familia y los parientes ahondan aún más en la ya arañada confianza en uno mismo.

En el caso de las recaídas, no es infrecuente que aumente la tolerancia al alcohol, lo que significa que la persona afectada suele beber incluso más que durante la fase de consumo anterior. Por supuesto, esto no sólo perjudica a la persona físicamente. También aumenta la dependencia psicológica.

Para seguir siendo algo viable y socialmente aceptable, debe mantener un cierto nivel de alcohol. Debido al aumento de la tolerancia al alcohol, se hace difícil consumir alcohol en forma de bebidas "light", ya que esto simplemente requiere demasiado líquido. Además, se tarda demasiado en alcanzar el nivel necesario.

Por eso muchos se pasan a las bebidas de alta graduación durante esta fase. El vodka, el coñac, el whisky y otras bebidas se convierten ahora en compañeros y llevan al adicto cada vez más rápido a la ruina.

Una vez que se encuentra en este estado de embriaguez constante, no sólo se intensifican sus conflictos internos, relacionados con la adicción, consigo mismo, sino también los de su entorno social.

Ya no puede cumplir con su trabajo. Todo es demasiado para él. El jefe puede amenazarle con el despido, la mujer con el divorcio.

Normalmente, la presión tiene que ser tan fuerte que despierte de su dilema entre la embriaguez y la frustración.

Es bien sabido entre los alcohólicos secos que todo el mundo tiene que llegar primero a un punto bajo muy concreto para poder cambiar algo en su vida a largo plazo. Para muchos, este punto bajo es la pérdida del trabajo o el divorcio. Otros, sin embargo, están tan física y mentalmente al límite que simplemente no hay otro camino que el de la sobriedad.

Tras otra fase de abstinencia, se da cuenta de que ya no hay vuelta atrás. Por supuesto, también hay muchos adictos que tienen que pasar por este proceso de abstinencia y recaída muchas veces antes de darse cuenta por fin de que el alcohol les está arruinando la vida.

LA BÚSQUEDA DE AYUDA

Debido a toda la resistencia que ha creado con su consumo de alcohol, al principio se encontrará bastante solo. Después de todo, se ha aprovechado descaradamente de la confianza de sus familiares, amigos y superiores y la ha puesto a prueba de tal manera que ahora tiene que hacer todo lo posible por recuperarla.

Pero lo más importante es su confianza en sí mismo. Él también está decepcionado de sí mismo. No es raro que pesen sobre su alma fuertes sentimientos de culpa. Debe aprender que lo ocurrido no tiene vuelta atrás. Aquí no necesariamente podrá contar con el mejor trato de sus familiares en el primer período. Necesitará ayuda para poder procesar todo esto. Probablemente él sea responsable de sus actos, pero la enfermedad como tal también tiene mucho que ver.

La adicción quiere ser satisfecha. Impulsa a las personas a consumir las sustancias correspondientes en diferentes cantidades para su satisfacción. Al final, el hombre vive sólo para la satisfacción de un deseo insaciable. En el proceso, su naturaleza cambia de tal manera que se convierte en una persona realmente diferente.

Sus cualidades personales y sus objetivos pasan a un

segundo plano ante la adicción. Ya no es él mismo.
Esto es típico de las adicciones en general y de la adicción al alcohol en particular. Necesita entenderlo para no bloquear su camino hacia un futuro seco y satisfecho con sentimientos de culpa.

Si está dispuesto a buscar ayuda por iniciativa propia, tiene muchas posibilidades de vencer la adicción y sus efectos negativos en su vida. Tal vez asistiendo a un grupo de autoayuda sienta por primera vez que no está solo con sus pensamientos, sentimientos y preocupaciones.
Precisamente por el sentimiento de culpa reprimido, es indispensable desahogarse. Esto no significa que se le perdone todo, sino que aprende que sólo tiene parte de culpa, pero que debe asumir la responsabilidad de sus actos *posteriores*. No puede evitar ser adicto, pero tiene el poder de detener la enfermedad.

La importancia del alcohol debe sustituirse por otras cosas que afirmen la vida. Aprenderá a analizar y superar los problemas con sobriedad. Los problemas son hitos especiales en la vida que suelen ser desencadenantes de un mejor rendimiento. También se podría decir: Cuantos más problemas resuelve una persona a lo largo del tiempo, más crece su confianza en sí misma y su autoestima, porque ella **misma se** ha **responsabilizado de** ellos.
A menudo se observa que siempre se responsabiliza a los demás de los fracasos en la vida. Si algo ha funcionado bien, si una misión se ha visto coronada por el éxito, a uno se le hincha el pecho y declara con orgullo que lo ha conseguido todo por sí mismo.

Un alcohólico (húmedo), si se le mira desde el punto de vista del amor propio, no puede realmente crecer en la vida. Al fin y al cabo, no es capaz de hacer frente a los problemas por sí solo.

Para los obstáculos más pequeños, necesita una escalera en forma de licor, cerveza o vino. Cómo pueden desarrollarse allí el orgullo y el respeto. A sus ojos, debe verse inevitablemente como un pelele. Pero estaría encantado de llevarse el mérito él solo.

Por eso muchos beben en secreto para ocultar el líquido que les ayuda. Piensan que nadie se dará cuenta. Pero los signos de la adicción a la bebida no pueden ocultarse, al menos no a largo plazo.

LA CAPITULACIÓN ABSOLUTA

En cuanto el borracho se ha dado cuenta de que sólo se está perjudicando a sí mismo con tanto escondite, está dispuesto a aceptar la enfermedad y se rinde. Se rinde. Ahora sabe que no puede luchar contra la adicción.

Ya no da al alcohol poder sobre su vida. Hará todo lo posible por llevar una vida seca. En la fase de rendición, acepta la ayuda, que, por cierto, es abundante. Acude al grupo o se somete al síndrome de abstinencia.

Ahora tiene muchas posibilidades de romper el círculo vicioso - bebida - abstinencia - recaída. Está abierto a las críticas constructivas y a los consejos.

Se da cuenta de que no hay otra salida.

A la rendición le sigue primero el síndrome de abstinencia. Ya sea como paciente interno en un hospital o en un centro especial para adictos.

La adicción le ha llevado a *su punto* más bajo. No *quiere hundirse* más.

Precisamente esta palabra -*voluntad*- es decisiva para el éxito de sus intenciones.

Con "no quiero más", asume su responsabilidad. Aunque al principio siga siendo "no *puedo más*". Pero eso no importa en este momento. En cualquier caso, está dispuesto a hacer algo. Tampoco importa si toma la decisión por sí mismo, sin presiones externas, o si le han incitado a hacerlo.

Lo decisivo es *que* admita su enfermedad. Sólo el gol es importante.

LA TERAPIA

Hay varias formas de desintoxicarse. Terapia hospitalaria, terapia ambulatoria o una visita periódica en grupo.

Sólo el adicto decide qué camino quiere tomar. Según mi experiencia, adquirida en muchas conversaciones con alcohólicos secos, la terapia hospitalaria es probablemente el camino más seguro para salir de la adicción.

Por un lado, puede pasar por la abstinencia aguda directamente en un centro de salud *(sin embargo, algunos centros exigen que el "paciente" comience su estancia sobrio*. Cómo se regula esto en detalle, tiene que aclararlo con el centro de asesoramiento de su lugar). Además, el paciente recibe allí medicación para evitar que empeoren los síntomas de abstinencia. En segundo lugar, tras el síndrome de abstinencia se encuentra inmediatamente bajo supervisión experta y alejado de cualquier zona de peligro.

Durante su estancia en el balneario, recibe un importante apoyo sobre el tema del alcoholismo en terapia individual y de grupo. Aquí aprende a vivir su vida "sin" alcohol.

También tiene allí la oportunidad de resolver problemas que no están directamente relacionados con el alcohol.

Además, la terapia hospitalaria también le proporciona tiempo y paz reales para concentrarse plenamente en sí mismo, lejos de su trabajo, su familia y su círculo de amigos. Ahora sólo él es el centro de atención. Eso es muy importante.

La ventaja de una estancia hospitalaria es claramente la absorción concentrada de información y la amplia gama de terapias. En un tiempo relativamente corto (la duración depende del *estado individual de cada paciente),* el adicto lo aprende todo sobre la adicción al alcohol y sus opciones de tratamiento.

Incluso después de esta nueva medida, siguen siendo aconsejables otras visitas en grupo. Porque, como ya se ha descrito, una cura de varias semanas no es suficiente. La enfermedad, aunque se haya paralizado de nuevo, requiere toda la atención.

DIFERENCIA ENTRE "MANTENERSE SECO" Y "ESTAR SECO".

En cuanto alguien deja de beber alcohol, solemos considerarlo "seco". Para el propio adicto, sin embargo, hay aquí una gran diferencia, que es decisiva para una sequedad duradera.

A primera vista puede parecer un juego de palabras, pero

quiero dejarles claro lo que importa y por qué es tan importante este pequeño peloteo.

Después de la abstinencia, "mantenerse seco" es puramente una cuestión de voluntad. Es completamente normal que en esta fase surjan de vez en cuando pensamientos de intensidad variable que recuerdan al adicto lo bien que sabía la cerveza y lo bien que se sentía al beberla. Después de mucho tiempo, sólo recordamos las cosas buenas. Esto ocurre con todo en la vida.

Cuando los hombres adultos de hoy recuerdan su paso por la Bundeswehr, lo único que les viene a la mente son los actos divertidos y particularmente descarados que ocurrieron durante su servicio.

Ya nadie piensa en la pésima comida ni en los servicios, a veces absurdos. Incluso cuando se trata de los recuerdos de las vacaciones, olvidamos las cosas desagradables muy rápidamente, mientras que seguimos recordando la puesta de sol de ensueño en la playa años después.

¿Por qué no iba a sentir lo mismo un alcohólico? Él también tiene recuerdos. Especialmente de la época en que el alcohol aún no era un problema. Especialmente durante la fase en la que ya era adicto a la bebida, ocurrieron cosas que recuerda con cariño.

Y este es exactamente el quid de la cuestión. Debe aprender a procesar sus recuerdos adecuadamente. Pero el alcohol no debe ser el centro de atención. Las cosas bellas que podrían haber sido aún más bellas sin alcohol deben ocupar el primer lugar.

Y es precisamente en este punto donde ayuda una voluntad inquebrantable. Permite conducir los pensamientos sobre el alcohol por cauces realistas.

Gracias a nuestros bellos recuerdos, cada vez nos resulta

más difícil tener presentes los aspectos negativos del alcohol. Y sin duda deberíamos hacerlo.

En el grupo contamos nuestras historias personales una y otra vez. Solemos entrar en muchos detalles. Recordamos deliberadamente las cosas imposibles que hicimos estando borrachos. Cosas que a veces ponían en peligro nuestra vida. No sólo para nosotros, sino también para los demás. Esta es la única manera de permanecer en la pelota. Nos acercamos a nuestro problema.

He hablado con bastantes personas que tenían más alcohol que sangre en las venas durante su periodo de embriaguez y aun así se pusieron al volante de su coche.

Imagina cómo sería TU vida si hubieras atropellado a un niño estando borracho. Estos pensamientos son terribles, pero muy útiles en tu situación actual.

Sin embargo, forma parte del proceso de recuperación que al principio a la gente le siga gustando pensar en los momentos alegres. Por eso es importante mantenerse seco a voluntad.

SIN UNA VOLUNTAD FIRME, NO FUNCIONARÁ - ¡PERO LA VOLUNTAD POR SÍ SOLA NO BASTA!

También hay alcohólicos secos que viven en abstinencia durante años. Saben que no les está "permitido" beber más para no volver a entrar en el círculo vicioso.

Esto requiere una inmensa fuerza y resistencia. En cierto modo admiro a estas personas, pero en ningún caso las envidio, porque están sufriendo en secreto. En realidad, les gustaría volver a llevarse uno al pecho. Pero su razón se lo prohíbe.

La razón está muy bien, pero yo prefiero la pasión y la alegría de vivir.

Sólo cuando eres capaz de *disfrutar* sin beber puedes hablar de "estar seco". Todo lo demás es una forma obstinada de actuar y, por tanto, una especie de bomba de relojería. Una bomba de relojería porque llegará el momento en que la persona en cuestión esté desbordada. En el momento en que todo transcurre con normalidad y sólo tiene que prestar atención a luchar voluntariamente contra su problema con el alcohol, puede que lo consiga.

Pero si ocurre algo imprevisto, la muerte de un ser querido u otro acontecimiento dramático, en muchos casos se produce una sobrecarga.

Puede volver a caer fácilmente en viejos patrones de comportamiento. Por eso siempre me centro en procesar positivamente mi adicción. No es que reprima nada, sino que sustituyo los sentimientos y comportamientos negativos por otros positivos, consultando siempre los malos recuerdos de mi época húmeda.

Cuando estaba pasando por el síndrome de abstinencia en el hospital, el médico que me atendía me dijo: "¡Si quieres vivir hasta los 40, no debes volver a beber ni una gota!

¿Puedes imaginar el efecto que estas palabras tienen en una persona de 30 años? Me quedé blanco como el papel y temblé por mi vida.

Por desgracia, no tuve un apoyo muy bueno durante mi primera abstinencia. No me informaron sobre las formas de terapia ni me dieron una dirección a la que pudiera dirigirme. Pero la declaración del médico más tarde aseguró que me recuperé. Mi principal problema consistía en las dos palabras: "prohibido". Siempre había odiado las prohibiciones. Pero ahora estas palabras también afectaban a todo aquello a lo que estaba unido.

En aquel momento, sencillamente no podía imaginarme no volver a beber nunca más. Pero en mi grupo pronto me di cuenta de cómo podía sacar cosas positivas de la declaración del médico.

Aprendí a convertir el "no debo" en "no lo haré". Todo lo que se necesita es honestidad absoluta sobre el alcohol. Quería vivir y estaba deseando aprenderlo todo sobre mi enfermedad. Así que escuché los consejos de los miembros del grupo.

En cuanto uno de mis antiguos conocidos me preguntó si no quería participar en la borrachera, le contesté con orgullo: "No, gracias. No quiero beber alcohol. Prefiero un vaso de agua mineral". Al principio, me moría de ganas de que alguien me preguntara qué quería beber. Durante años la respuesta fue clara. Ahora podía dejar un hábito que se había convertido en adicción y sustituirlo por otro sano y que me animara a vivir.

Y cuanto más decía "no quiero", mejor me sentía.

LA SATISFACCIÓN

Lo que se necesita en el camino hacia el "estar seco" y la satisfacción es un compromiso claro.

Es decir, debes admitir tu adicción desde el principio. "Sí, soy alcohólico. Un alcohólico seco". No hace falta que se lo eches en cara a todo el mundo, sino que lo utilices como una estrategia que, a la larga, te beneficiará.

En cuanto participan activamente en un grupo y dejan de

beber alcohol, les ocurre que les ofrecen muchas más bebidas alcohólicas que antes. Ahora se encuentran en un aprieto. Y, como en la vida todo tiene dos caras, aprovechen la oportunidad para crecer a partir de ello.

Defiende tu enfermedad tomando la ofensiva de forma positiva. "No, gracias. Me gusta más un refresco de manzana". Reforzarás aún más tu fuerza de voluntad si cierras todas las puertas tras de ti.

Esto significa que primero debe informar a su familia y amigos sobre su enfermedad. Diles abierta y sinceramente que tienes tu problema con el alcohol y que, por lo tanto, no quieres beber más en el futuro. De esta forma matará varios pájaros de un tiro. En primer lugar, ya no les ofrecerás alcohol en el futuro, en segundo lugar, evitarás que la gente cuchichee a tus espaldas, porque todos los que te conocen ya se han dado cuenta de que has cambiado: "Ya lo has visto. X ya no bebe". Al admitir públicamente tu problema, ganas prestigio.

Verás cómo la gente reacciona positivamente ante tu nueva actitud. Con tu clara expresión de intenciones, también te asegurarás de no recaer tan fácilmente en una fase de debilidad. Será más difícil conseguir alcohol en algún sitio, porque todo el mundo sabe las consecuencias que podría tener para ellos. Construyen una especie de muro protector a su alrededor, que también despierta su conciencia en cuanto les asalta un pensamiento sobre el alcohol.

Gracias a su clara confesión, ganas confianza en ti mismo y autoestima. Te da la oportunidad de reafirmarte sobrio y sin ayuda externa. Te alegrará demostrar lo fuerte y seguro que eres en sociedad sin alcohol.

Además de las personas que no han bebido alcohol en su vida, descubrirás que hay bastantes personas que han experimentado lo mismo que tú.

Piensa en ti y en tu salud. Ahora eres el centro de atención. Antes de preocuparte por las amistades rotas que han sido víctimas de tu adicción, piensa primero en ti.

Todo lo demás tiene su tiempo. Tampoco funcionará corregir todos los errores que cometiste durante el periodo húmedo.

No te tomes demasiado a pecho tu mala conciencia. El hecho de que cometieras errores e hicieras daño a los demás no es especialmente agradable, pero al fin y al cabo, tú no eras el único responsable de ello. La adicción al alcohol es una enfermedad con muchas facetas. La persona afectada hace cosas que realmente no encajan con su naturaleza. Vive exclusivamente para la adicción. Por lo tanto, sólo es parcialmente responsable de los actos que comete durante la fase de consumo de alcohol.

Cuando te hayas estabilizado y los sentimientos de culpa sean demasiado fuertes, coméntalos en tu grupo de apoyo. Seguro que allí recibirás sugerencias que te ayudarán en esta situación tan aguda.

Yo también tenía algo que compensar en aquel momento. Pero como sabía que las personas a las que había ofendido en mi estupor de borracho probablemente serían difíciles de apaciguar, y que una amistad como la que había tenido al principio probablemente no volvería a florecer, pensé de forma un tanto egoísta. Por el momento, sólo quería tranquilizar mi conciencia para poder recuperarme en paz. Así que escribí una carta a las personas que aún me importaban, contándoles mi problema con la bebida y que ahora estaba sobrio. Si querían darme otra oportunidad, me alegraría tener noticias suyas.

Por cierto, sólo se presentó uno de un total de nueve destinatarios. Pero no importaba. Me había quitado de encima lo que me preocupaba y me sentía aliviado.

Centra tu atención exclusivamente en tu satisfacción interior. Cualquier medio es bueno. Todo gira en torno a TI.

EL FÉNIX DE LAS CENIZAS

Con la sequedad, tienes una segunda oportunidad para reconstruir tu vida. ¿Qué persona tiene la suerte de poder empezar de nuevo?

Así que tu enfermedad tiene sus ventajas. De ellas depende lo rápido que te recuperes. Pero no te precipites. Sólo cuando sientas alegría desde lo más profundo de tu ser en una vida sin alcohol estarás preparado para centrarte en tus objetivos a largo plazo.

Debido a su madurez y experiencia vital, la segunda oportunidad resulta ser un acontecimiento único. Ahora son capaces de "experimentar" su vida conscientemente. Pueden disfrutar de todo mucho mejor porque siempre tienen una comparación ante sus ojos.

A menudo, los alcohólicos secos son capaces de alcanzar enormes logros. También tienen una inmensa necesidad de participar activamente en la vida. Como el ave fénix de las cenizas, resurgen de repente de la oscuridad.

Se convierten en miembros valiosos de la familia, ya que la confianza en sí mismos y la autoestima recién adquiridas les permiten abrirse a sus semejantes a partir de ahora. Profesionalmente, todo vuelve a estar abierto para ellos.

No obstante, se recomienda precaución. La confianza en uno mismo, la autoestima y la energía recuperada también llevan rápidamente a sobrevalorarse. No esperes demasiado de ti mismo. Aunque quieras satisfacer tu necesidad de ponerte al día, debes tener siempre presente que no estás curado para siempre. Como ya he dicho, la enfermedad no se cura, sólo se detiene.

Por lo tanto, es de inmensa importancia que prestes atención a las señales de advertencia de tu cuerpo. A pesar de su sequedad y confianza, no son chicas para todo. A menudo, las alcohólicas secas pasan de una adicción a otra. Antes eran alcohólicas, ahora son adictas al trabajo. Quienes asumen demasiadas cosas se estresan con facilidad, y el estrés, a su vez, provoca agotamiento físico y mental. Y en cuanto dejamos de estar mentalmente libres y nuestro cuerpo está cansado y agotado, la adicción que duerme en nuestro interior ve otra oportunidad para reclamar terreno.

No des oportunidad a la adicción. Reconoce tus límites y fíjalos claramente. Di también "NO" de vez en cuando. No tienes ninguna obligación con nadie.

Está claro que al principio la mala conciencia triunfa sobre la razón y ofrecemos toda la ayuda que podemos para enmendarnos. Pero ése es el camino equivocado. Lo más importante es una sequedad duradera y satisfecha.

Si al final vuelves a echar mano de la botella por puro agotamiento, todos los dedos te señalarán a ti. No serán los demás quienes se sientan culpables por haber recurrido a sus servicios incondicionalmente. Serás TÚ de nuevo el culpable.

"Es un caso perdido", dirán.

Precisamente porque parte de estar seco y mantenerse seco es anteponer tus necesidades personales, a menudo pareces egoísta.

Pero precisamente un egoísmo sano es de extraordinaria importancia para una vida igualmente sana. Es muy frecuente observar durante la fase de la bebida que la persona afectada, para distraerse de su adicción, nunca dice "no", aunque preferiría hacerlo. Especialmente durante el primer período de sequedad, con demasiada frecuencia está dispuesto a cualquier tarea que se le pida debido a su mala conciencia.

Sólo en el curso de la recuperación reconoce cada vez más sus propios deseos y necesidades, pero también sus límites, y gracias a la confianza en sí mismo que ha adquirido, es capaz de decir "NO" de vez en cuando. Por supuesto, esto también supone un sonido completamente nuevo para los que le rodean.

De repente ha madurado y se ha convertido en una nueva personalidad que decide de forma independiente sobre su vida. No es de extrañar que haya fricciones.

Para no provocar peleas innecesarias con tu familia y amigos, explícales de antemano que ya no estás dispuesto a hacer todo lo posible con obediencia ciega. Diles que esto es de suma importancia para tu vida futura y pídeles que lo entiendan.

Cuanto más abiertamente hables de las formas de salir de la adicción, más apoyo puedes esperar. Si te muestras solitario sobre tu nueva perspectiva de la vida, no puedes esperar que todo el mundo te comprenda. Ofrezca mucha franqueza a sus seres queridos. Al compartir tus intenciones con ellos, ganarás confianza y recibirás el apoyo correspondiente.

Sus familiares tampoco quieren que su suerte vuelva a cambiar.

En sus discusiones de grupo aprenderá muchas más sugerencias que le ayudarán a mantener relajado su entorno social. Es importante que se sientan bien. Libres de tensiones psicológicas, aunque sea inevitable que surjan discusiones de vez en cuando en el ámbito personal. En la convivencia no faltan las diferencias de opinión y los debates. Pero si puedes contrarrestar con tus actos los problemas que vayan surgiendo, no hay nada reprochable en ello, ¿verdad?

Palabras finales

En este libro he descrito muchas motivaciones y obstáculos que se cruzan en el camino para salir de la adicción al alcohol. Sin embargo, en mis discusiones de grupo se mencionaron muchos más problemas y ayudas. Sería inconcebible registrarlos todos por escrito. Irían más allá de cualquier alcance.

Por eso siempre te insto: "Acude cuanto antes a un grupo de autoayuda".

Así todo es más fácil. Eso no quiere decir que no crea que tienes la mordacidad necesaria, pero este problema es demasiado complejo para trabajar solo en una habitación tranquila. Probablemente les llevaría cien años. Y, por supuesto, no tienen tanto tiempo.

Tampoco hay que inventar la rueda por segunda vez. Afortunadamente, mucha gente ha pensado en cómo acabar con la adicción antes de tiempo.

Como ya ha leído varias veces que sólo depende de usted si lo consigue o no, le sugiero que no pierda más tiempo.

Te deseo una sequedad feliz, mucha salud y alegría de vivir.

"Todo lo que pidáis, creed solamente que lo recibiréis, y os será dado". Marcos 11/24

Fin

Renunciar es fácil.

Dejar de fumar es fácil

"Abandona todo vicio con el poder de tus antepasados".

NO PIERDAS EL TIEMPO

Para que mis palabras surtan el efecto deseado, me dirigiré a usted, querido lector, a partir de ahora.

Con esta dirección personal, tu subconsciente simplemente me permite acercarme a ti. No te preocupes, no te pasará nada, al menos nada negativo.
Sin embargo, ocurrirán muchas cosas. Llegarás a conocer tu verdadero yo y comprenderás que no sólo eres la persona más importante de tu vida, sino también la más fuerte y poderosa.

Lo que leerá en las páginas siguientes nunca antes había existido en esta forma, al menos no en el contexto del abandono de los vicios, ya sea el tabaco, el consumo excesivo de alcohol o los hábitos alimentarios causantes de enfermedades.

He elegido cuidadosamente mis palabras para conseguir el mejor resultado posible. Y he comprimido mis conocimientos en pocas palabras, o más exactamente, en pocas páginas, porque sé que a la mayoría de la gente no le gusta leer.

Todo lo que tiene que hacer es permitir que estas palabras surtan efecto. Te sorprenderá lo fácil que te resultará sustituir las pautas de comportamiento negativas por otras positivas.

¿Se pregunta si mi convicción es de naturaleza esotérica? No, todo lo contrario, es el producto de conceptos de pensamiento lógico que se remontan a los primeros tiempos de la humanidad. La base es el concepto de biogenética, es decir, la herencia de características y conocimientos a través de las células del cuerpo.

¿Quiere saber cómo se me ocurrió? Podría responderle de varias maneras:

1. Llevo muchos años estudiando el subconsciente y me he dado cuenta de que nuestro verdadero poder reside fuera de nuestro ámbito consciente de percepción.
2. Soy un ser inmortal y poseo todo el conocimiento de la historia de la humanidad.
3. Soy el creador de la humanidad y sé cómo trabajas.
4. Soy un buen oyente que se ha dado cuenta de que la gente reacciona con especial intensidad ante determinadas palabras.

¿Qué respuesta te gusta más? Y sobre todo, ¿cuál te gustaría más creer? Entonces acepta ésta como verdad irrefutable, porque incluso la explicación más plausible sería rechazada por tu mente si no encajara en tu concepto del pensamiento.

Lo bueno del espíritu humano es su poder para crear cosas que podrían resumirse en una fórmula:

Idea (mente) + fuerza de voluntad (espíritu) + acción (cuerpo) = resultado.
La fuerza espiritual prevalece en todos los ámbitos de la vida y es el motor invisible del progreso humano.
Si te encuentras con términos que no entiendes, busca tú

mismo la respuesta o simplemente sigue leyendo. No es importante que lo entiendas todo, pero sí es esencial que sientas cómo te afectan las palabras.

Considero que mi tarea consiste en transmitirles que ustedes son el resultado de sus antepasados.
Por tanto, no sólo eres una parte de ellos, sino que eres el ser humano más avanzado de tu línea ancestral, y todo el conocimiento está almacenado en ti.

¡Recuerda!

No dejes de buscar el origen de tu vida. Sabed que vuestros antepasados fueron lo bastante fuertes como para sobrevivir a todas las guerras, catástrofes y enfermedades para daros la vida.
Todos eran luchadores y al mismo tiempo filósofos para hacer frente a todos los problemas de la vida.
La naturaleza es extremadamente justa en este asunto: sólo los más inteligentes y fuertes de cada especie consiguen prevalecer incluso contra las circunstancias más adversas.

¡Y es de esta gente de la que desciendes!

Entonces, ¿por qué tú, de entre todas las personas, deberías ser demasiado débil para liberarte de adicciones y compulsiones?

EL PODER DE LA PALABRA

Para que comprendas el poder de mis palabras en toda su

profundidad, utiliza el siguiente ejemplo para percibir lo que se oculta tras las descripciones y expresiones individuales y cómo se hacen sentir en ti.

Alternativa 1:

Eres el dueño de tu vida. Eres fuerte e inteligente. Eres, en el verdadero sentido de la palabra, el arquitecto de tu propia fortuna. Todas las fuerzas de tu línea ancestral están unidas en ti.

O podría contarte una historia:

Alternativa 2: Mirar al pasado

Imagina que puedes visitar a uno de tus antepasados que está en su lecho de muerte en el siglo XII. Observa de cerca sus condiciones de vida. Hace frío, apenas hay comida, el mundo está lleno de plagas, pobreza y desesperanza. Siente el miedo que pesa sobre él porque pronto ya no podrá ocuparse de ti. Eres su hijo, su todo. Le preocupa mucho que puedas sobrevivir sin él.
Luego mírale a los ojos y toma su mano entre las tuyas. Consuélele y revélele que todo va bien en su vida. Agradézcale su fortaleza y explíquele que lo ha hecho todo bien. Sabiendo que todos sus descendientes están a salvo, podrá cerrar los ojos tranquilo y orgulloso.

¿Siente la diferencia y lo común en ambas representaciones?
Ambas son ciertas, pero en la segunda alternativa sientes la conexión con tu origen. De repente, ya no estás solo.

Una mirada al futuro:

"Ahora visita a uno de tus descendientes en el año 2500. Todavía es un niño pequeño e inseguro. Dígale quién es usted y aclárele cuántos de su linaje ya han vivido. Aclárele lo que ha sobrevivido y las conclusiones que ha podido sacar de ello. Explíquele al niño lo fuerte que es y que todos sus antepasados velan por él".

¿Qué ocurre ahora en tu interior? ¿Sientes la reconciliación y la alegría entre todas las generaciones, o quizás incluso sientes algo de orgullo en el pecho? ¿Puede ver que no está solo, sino conectado a miles de sus antepasados y descendientes? ¿Cómo podría el poder de estos innumerables parientes dejar de resolver un problema?

Es precisamente este sentimiento el que le ayudará no sólo a hacer frente a todo, sino también a sacar fuerzas y confianza de ello.

DECISIONES

Siempre puedes elegir.
No tienes que cambiar nada de tus hábitos y adicciones si no quieres. Solo depende de ti dejar algo o no. Nadie puede obligarte a hacerlo. Es sólo tu decisión.

Pero sea cual sea el problema que intentas superar, ponte delante de un espejo y mira profundamente tu reflejo.

Rápidamente se dará cuenta de que su mente intenta comprender y justificar la situación. Puede que le vengan a la cabeza preguntas como "mis arrugas son cada día más profundas" o "me vendría bien dormir un poco más". Sea lo que sea lo que pienses cuando te mires al espejo, acéptalo, pero mantén el contacto visual. No dejes de buscar tu alma en tus ojos. Busca la mirada de tu antepasado moribundo y la de tu futuro descendiente.

Date cuenta de que formas parte de ellos. Date cuenta de que sus almas forman parte de la tuya. Siente el amor que os une a todos.

Mírate en el espejo muchas veces hasta que realmente hayas establecido contacto.

Luego hazles la pregunta:

"¿Qué opinas, debería dejar de fumar / beber / comer en exceso, o no?".

¿Puede adivinar cuál será su respuesta?

¿No? ¡Entonces sigue practicando, concéntrate!

Quizá el siguiente experimento le ayude:

La próxima vez que te duches, ponte de espaldas a la ducha y dirige el chorro de agua hacia la nuca. Permanezca relajado, cierre los ojos y sienta cómo corre el agua sobre su cabeza y espalda. A continuación, tápese los dos oídos al mismo tiempo mientras el agua sigue corriendo. Ya no percibes tu entorno a través del conducto auditivo externo, sino a través de todo tu cuerpo y especialmente a través de los huesos del cráneo. Si abres los ojos al mismo tiempo, tienes la sensación de estar mirando a través de los ojos de tu avatar, como si miraras a través de una ventana.

Aunque sólo sea un ejercicio divertido, hay un significado más profundo detrás. Sin embargo, si consigues hacer una pausa de vez en cuando para darte cuenta de que NO SÓLO eres tu caparazón de carne y hueso, pregúntate:

"Entonces, ¿quién soy yo?"

Conviértete en un observador de tu vida y disfruta controlándolo todo desde dentro.

Ahora volvamos al tema. Cada vez que sientas el impulso de fumar un cigarrillo o beber un vaso de licor, ponte delante del espejo y repite el procedimiento anterior. Cuanto más a menudo lo hagas, más rápido serás capaz de hacer que este proceso ocurra en el ojo de tu mente. Pronto ya no tendrás que ponerte delante del espejo y cuestionar tu reflejo. Podrás imaginarte este diálogo.

Pregunta a tus antepasados en espíritu y pídeles consejo. Cada vez sientes más que no estás solo.

Tus células recuerdan su fuerza inherente.

Por lo tanto, una cosa muy clara: *"Sin una voluntad firme, no funciona. Pero la voluntad por sí sola no basta"*.

Una voluntad fuerte suele ser el resultado de un ego fuerte. Y, por desgracia, el ego suele ser la razón de todos los fracasos, sea cual sea la situación en la vida. Las acciones iniciadas por el ego suelen acabar en desastre. Por lo tanto, es indispensable que primero llegues al fondo de tu ego antes de que puedas superar con éxito tu respectivo problema.

Y para entender cómo funciona el ego, primero hay que reconocer que se tiene uno, para luego reconocer cuándo está influyendo actualmente en nuestras acciones y pensamientos. Sólo cuando uno sabe que el ego es el originador de nuestras creencias puede tomar contramedidas.

ABANDONAR VIEJAS PAUTAS Y CREAR OTRAS NUEVAS

- No tenemos que fumar por naturaleza.
- Debemos beber por naturaleza, ¡pero no alcohol! El agua es la sustancia de la que estamos hechos en gran parte. Agua pura, sin ácido carbónico.
- Tenemos que comer por naturaleza, pero no tenemos que atiborrarnos de cosas que causan enfermedades.

Así que hágase la pregunta ahora:

"¿Estoy dispuesto a desprenderme de todo lo que me enferma?".

Si la respuesta es afirmativa, ¡enhorabuena! Si la respuesta es negativa, pregúntele a su antepasado qué opina.

Un anciano me habló una vez de su cautiverio en la Segunda Guerra Mundial. Cuando fueron liberados en aquella época, les ofrecieron pan seco y cigarrillos. "Los que prefirieron fumar ya están todos muertos", dijo, "los demás han sobrevivido casi todos".

Por supuesto que hay viejos fumadores, cada uno de nosotros conoce a uno, pero desgraciadamente esta comparación proviene de la adicción. Quiere vivir y por eso tiene que producir cosas tan positivas para que no dejes de fumar.

La mayoría de los fumadores, bebedores y comedores patológicos experimentan la derrota cada día. Cada vez que rompen su promesa de no volver a ingerir la sustancia causante de la enfermedad, se desprecian por ello. ¿Cómo deben sentirse al respecto?

¿Lo sabes? Entonces dite a ti mismo cuando te mires al espejo: "A partir de ahora utilizaré el poder de mis antepasados y viviré libre de adicciones".

TODOS LOS DÍAS

No es la sustancia a la que eres adicto, es la buena sensación que te invade cuando la nicotina, el alcohol o los fritos inundan tu cuerpo.

Por lo tanto, ten claro lo que realmente necesitas, lo que tu cuerpo realmente necesita para mantenerse sano.

¿Crees que tienes derecho a sentirte bien mientras administras esto o aquello? Claro que tienes ese derecho, pero ¿es eso lo que realmente quieres?

No lo creo, de lo contrario no estarías leyendo estas líneas.

Así que tómatelo con calma. En cuanto sientas que tienes que tomar la sustancia que has elegido, di "STOP" en voz alta.

En carne y hueso, o en tu mente, vuelve al espejo y esta vez mírate más a los ojos.

Anota cuándo y en qué ocasiones sientes deseo de consumir tu sustancia adictiva. Conozca su comportamiento y cree un espacio entre el estímulo y la reacción. Es decir, reconoce tus antojos sin satisfacerlos inmediatamente.

Dígase una y otra vez que sus antepasados eran fuertes y que usted ha asumido su legado y, por tanto, es tan fuerte como ellos.

"Tu fuerza actual es la consecuencia lógica de tu pasado, no una imaginación. Es absolutamente real. Porque de lo contrario no existirías".

Este tipo de pensamiento no tiene nada que ver con una voluntad fuerte, sino que es más bien un resumen de tu espíritu, o más bien de tu alma antigua e inmortal.

A continuación, sustituye la sustancia adictiva por algo saludable. Bebe un vaso de agua, come una zanahoria y dirige tus pensamientos hacia algo agradable.

Conviértete en el dueño de tus pensamientos.

Al fin y al cabo, el pensamiento es el desencadenante de toda acción.

Ahora es el momento de limpiar la basura de tu vida:

- Tira las provisiones de tu sustancia adictiva y mientras tanto da las gracias a cada uno. "Gracias por intentar hacerme sentir bien".
- Cambia tu entorno. Di a los amigos que te animan a fumar/beber/comer que estás cambiando tus hábitos y agradéceles los buenos momentos que habéis pasado juntos. Si te ponen trabas en tu intención, deberías plantearte una separación.
- Utilice el poder de su subconsciente. Si no tienes experiencia en entrenamiento autógeno u otros métodos de relajación, recurre a los conocimientos de un profesional.
- Lee literatura de expansión mental.
- Haz todo lo que te ayude a encontrar la paz interior.

Ten clara una cosa:

Estás equipado con todo lo que necesitas para una vida feliz y sana. Todo lo demás es una ilusión, un espejismo.

De hecho, eliminar las sustancias que le hacen enfermar suele bastar para mejorar significativamente su salud. No tienes que hacer mucho más. La mayoría de las personas asumen demasiadas cosas al intentar alcanzar el máximo rendimiento deportivo de 0 a 100 y pasar de una dieta a otra. Suelen fracasar porque sus objetivos son demasiado ambiciosos.

EL CREPÚSCULO ANCESTRAL

Nuestros antepasados no sólo son los originadores de

nuestro ser desde un punto de vista genético, sino que también son la suma de todas las decisiones que siempre yacen latentes en nuestro interior.

Si reconocemos la totalidad de nuestro pasado como base, podemos echar la vista atrás a un número increíble de experiencias. Milenios de ser humano, llenos de lucha y miseria, felicidad y amor.

Innumerables aspectos de comodidad y confianza, fe, conocimientos y todo tipo de habilidades que nos permiten hacer cualquier cosa.

Todas las almas de nuestros antiguos y futuros familiares, se unen en un único conjunto de conciencia que nos da toda la fuerza y resistencia del mundo.

Y lo bueno de esta conexión es que la llevamos en su totalidad dentro de nosotros. No necesitamos ningún estímulo del exterior.

Deja que tus antepasados participen en tu vida y utiliza el poder de sus buenas intenciones.

"Porque, como todos los padres, sólo querían lo mejor para sus hijos".

Te deseo lo mejor en tu viaje por la vida. No lo olvides: ¡no estás solo! Todo tu equipo ancestral vive en ti y te apoya en cada situación de la vida. Y este equipo ha sobrevivido a toda la historia de la humanidad.

ॐ

ॐ